Médecine traditionnelle et médecine scientifique

Pour une médecine interculturelle en Afrique

Études africaines

Collection dirigée par Denis Pryen

Dernières parutions

Simon-Pierre E. MVONE-NDONG, *La rationalité de la médecine traditionnelle en Afrique,* 2014.

Mariella VILLASANTE CERVELLO, *Le passé colonial et les héritages actuels en Mauritanie, État des lieux de recherches nouvelles en histoire et en anthropologie sociale*, 2014.

Abdoulaye Aziz NDAW, *Sécurité pour l'émergence du Sénégal*, 2014.

Patrick HINNOU, *Négocier la démocratie au quotidien,* 2014.

Chrysostome CIJIKA KAYOMBO, *Quelles stratégies pour une éducation idéale en Afrique ?*, 2014.

Augusto OWONO-KOUMA, *Les essais de Mongo Beti : développement et indépendance véritable de l'Afrique noire francophone*, 2014.

Augustin Jérémie DOUI-WAWAYE, *Repenser la sécurité en République centrafricaine*, 2014.

Martin ELOUGA (dir.), *Les Tikar du Cameroun central. Ethnogenèse, culture et relations avec les peuples voisins*, 2014.

Mohamed Abdoulay DIARRA, *Profession : marabout en milieu rural et urbain. L'exemple du Niger*, 2014.

Charles-Pascal TOLNO, *Afrique du Sud, Le rendez-vous de la violence,* 2014.

Koffi Matin YAO, *Famille et parentalité en Afrique à l'heure des mutations sociétales*, 2014.

Titus MWAMBA KALEMBA, *La qualité de l'éducation dans les écoles secondaires et centres professionnels salésiens de Lubumbashi. Résultats d'une enquête*, 2014.

Théophile ZOGNOU, *Protection de l'environnement marin et côtier dans la région du golfe de Guinée,* 2014.

Lambert MOSSOA, *Où en est l'urbanisation en Centrafrique ?*, 2014.

Marc-Laurent HAZOUMÊ, *Réinventer l'Université. Approches de solutions pour l'emploi des jeunes au Bénin*, 2014.

Hygin Didace AMBOULOU, *Le droit des sûretés dans l'espace OHADA*, 2014.

Bernard-Gustave TABEZI PENE-MAGU, *La lutte d'un pouvoir dictatorial contre le courant de la démocratisation au Congo-Kinshasa*, 2014.

Hygin Didace AMBOULOU, *Le droit du développement et de l'intégration économique dans l'espace OHADA*, 2014.

Simon-Pierre E. MVONE-NDONG

MEDECINE TRADITIONNELLE ET MEDECINE SCIENTIFIQUE

Pour une médecine interculturelle en Afrique

L'Harmattan

Du même auteur

Bwiti et christianisme, approche philosophique et théologique, 2007
Médecine traditionnelle. Approche éthique et épistémologique de la médecine au Gabon, 2008
Imaginaire de la maladie au Gabon, 2009
Médecine et recherche publique au Gabon, 2009
La nature, entre rationalité et spiritualité, 2008
Melan et christianisme, 2011
Santé et précarité au Gabon. Le système santé gabonais comme un texte, 2011

5-7, rue de l'École-Polytechnique ; 75005 Paris
http://www.harmattan.fr
diffusion.harmattan@wanadoo.fr
harmattan1@wanadoo.fr
ISBN : 978-2-343-05252-6
EAN : 9782343052526

À cette souffrance secrète qui creuse ma pensée : si je ne peux en guérir, je travaille néanmoins pour sauver les autres

Introduction générale

L'objet de nos recherches porte sur la rationalité médicale et ses enjeux éthiques et épistémologiques, sa crise interculturelle et les distorsions internes. Nous confrontons deux médecines, la médecine moderne et la médecine traditionnelle, d'où le titre général des présents travaux, à savoir : *rationalité médicale interculturelle.* Il s'agit donc de travaux qui se poursuivent en prolongement des recherches menées à Lyon pendant nos études doctorales ce, au sein des différentes équipes de recherches : Réseau Interdisciplinaire d'Éthique et Société (RISES) ; Institut de Recherches philosophiques de Lyon (IRPHIL) et comme chercheur invité le Centre Interdisciplinaire d'Éthique de l'Université Catholique de Lyon (CIE).

Ces travaux s'insèrent aisément dans les champs disciplinaires suivants : anthropologie médicale comparée et les problématiques interculturelles, tout en conservant la spéculation philosophique. Le cadre institutionnel dans lequel se déroulent nos travaux est l'Institut de Recherches en Sciences humaines (IRSH) ce, particulièrement au laboratoire des dynamiques sociales.

Ce sont des travaux qui rendent compte de la confrontation entre deux médecines : une médecine occidentale scientifique et un ensemble de pratiques de soins ayant la prétention d'être une médecine. Ces travaux ont pour objet de créer un cadre d'échanges entre les pratiques de la médecine moderne et celle de cette médecine dite traditionnelle. Il est par conséquent question d'envisager un système de soins dans lequel collaborent deux traditions médicales, occidentales et africaines : qu'elles en sont les conditions épistémologiques, voire éthiques permettant d'établir une collaboration entre toutes ces pratiques soignantes pour avoir un système de soins qui tienne compte de l'histoire sociale et culturelle des peuples d'Afrique ?

Il s'agit donc de se demander, au fond s'il l'on ne fait généralement pas un usage abusif du terme « médecine ». Il serait par conséquent nécessaire de dissocier, comme le fait Platon, la « médecine de l'âme » (laquelle est de la philosophie) et la médecine des « corps » (laquelle serait la médecine académique). C'est une interrogation à laquelle ne peuvent échapper nos présentes recherches. Il est question de préciser à travers les pratiques thérapeutiques que nous rencontrons, ce qu'est en effet ce que nous appelons génériquement de la médecine traditionnelle et de voir comment l'incorporer dans le système national de soins. Le fait est qu'il soit possible qu'un médecin traditionnel puisse bien n'être en réalité qu'un *prêtre* ou un psychiatre et non pas un médecin à proprement parler. Le fait de ne pas pouvoir le situer peut être source de difficultés majeures pour la collaboration entre ce qu'est la médecine académique occidentale et ce qu'il appelle par médecine.

Telle est d'ailleurs la difficulté épistémologique qu'Hippocrate a pu résoudre en effectuant une rupture décisive entre le sacré et l'expérience en médecine. Le sacré, tel est d'ailleurs le problème que nous devons résoudre en parlant de médecine par rapport à la psychologie de l'Africain : par son rapport au sacré et compte tenu des pratiques de la médecine traditionnelle africaine, peut-on rigoureusement envisager d'entendre cette médecine traditionnelle africaine comme une médecine ?

Si l'on répond par l'affirmative, alors ce serait faire un procès à l'orientation de médecine hippocratique et concevoir qu'il soit possible de fonder une médecine sur du sacré et accepter qu'une telle médecine mérite véritablement son nom. Dans le cadre des pratiques de la médecine dite traditionnelle africaine, notre questionnement porte en premier lieu la nosologie africaine, la perception de la maladie, la démarche de guérison, les pratiques de guérison et les mythes qui en constituent le fondement.

Les thèmes de nos recherches prennent donc une orientation épistémologique qui nous invite à interroger les problèmes de santé dans le contexte socioculturel africain.

Nous tentons de comprendre les stratégies et les trajectoires thérapeutiques en contexte socioculturel africain. Il est essentiellement question de poser la problématique de la santé, de la maladie et de la prise en charge du malade dans un contexte culturel qui est fonction d'une vision du monde caractéristique de l'homme religieux. Les pratiques thérapeutiques traditionnelles auraient pour fondement la conception d'un univers dans lequel existeraient des réalités invisibles qu'il n'est pas donné à tout le monde de les percevoir. Dans ce monde, il y a, non seulement les morts qui ne sont pas morts, mais également une multitude d'êtres invisibles, dont différents ordres de génies et d'esprits.

La thérapeutique s'organise ainsi en fonction de cette vision du monde : les soins sont généralement prodigués par des génies protecteurs alors que les mauvais génies sont la cause de la maladie. De ce fait, étudier la problématique de la santé, de la maladie ou de la guérison en Afrique, c'est s'engager à analyser à travers plusieurs approches des sciences sociales les trajectoires thérapeutiques. C'est dans cette perspective que nous convoquons divers domaines des sciences humaines afin de confronter les deux médecines qui prennent en charge la santé de l'homme africain.

L'on se heurte ici à une difficulté majeure et qu'il convient d'élucider si tant est qu'il faille effectivement penser à la complémentarité entre ces deux médecines. Cette difficulté est introduite par la question du sacré dans la médecine traditionnelle, une difficulté relative à la conception du monde du Noir. La question est la suivante : convient-il d'accepter sans trop se poser de questions, que les pratiques traditionnelles de guérison constituent, par elles-mêmes, une médecine ce, en raison du simple fait qu'elles apportent un bénéfice quelconque, quelque soit sa nature, à l'homme devenu malade ? Peut-on fondamentalement parler de médecine traditionnelle et la qualifier de médecine et lui donner la place qu'elle réclame de droit dans le système national de santé ? Cette question comporte une difficulté majeure au regard de l'évolution des mentalités dans un monde où tous les peuples s'acheminent vers plus de technicité, vers une utilisation toujours plus grande de l'outil informatique. Malgré la fracture scientifique et numérique dans laquelle sont installés les pays d'Afrique par rapport aux pays du nord et, compte tenu de la pauvreté qui amène leurs populations à fréquenter la médecine traditionnelle, comment peut-on penser la complémentarité entre la médecine moderne et la médecine traditionnelle ? Telle est la question qui taraude notre esprit et puisse nous fonder à penser qu'au-delà des problèmes économiques des pays subsahariens, il soit possible d'organiser leur système de santé, de sorte que l'on puisse envisager une démocratisation de la santé en Afrique ? Une telle question comporte plusieurs enjeux, économiques, politiques et surtout épistémologiques.

Enjeux de la recherche

1— Enjeux généraux

Pour répondre aux problèmes sanitaires des pays en voie de développement, l'Organisation mondiale de la Santé et ses États membres se sont engagés, depuis 1978, à promouvoir la stratégie des soins de santé primaires (SSP). Un projet révolutionnaire qui conviait les gouvernements à s'investir pour faire de la santé des populations des pays du Tiers-monde une priorité. Cet investissement devait être multiforme ce, d'autant plus qu'il est question d'agir sur l'homme. Pour cela, on mettait côte à côte deux systèmes de valeurs – dans un contexte d'effondrement des valeurs – en confortant le système des valeurs occidentales de la médecine académique. On espérait ainsi que les soins de santé primaires ouvriraient sur un autre ordre du monde : celui de « la santé pour tous ».

Un tel projet suppose un travail sur les mentalités, notamment si l'on peut voir médecins et tradipraticiens œuvrer ensemble pour atteindre un tel objectif, on assiste plutôt à un repli identitaire : chacun ne se consacre qu'à se qui se déroule dans son paradigme. Le médecin reste dans son accidentalité tandis que le tradipraticien clame son africanité, chose qui permet ni de maîtriser les différentes approches de la maladie ni de connaître les itinéraires thérapeutiques des malades.

On aura ainsi oublié que parler de la cohabitation de ces deux médecines, c'est aussi s'intéresser à la culture moderne et traditionnelle. C'est également une manière de regarder la tradition africaine à l'aune de la modernité, comme un miroir et sans narcissisme. Il est, de ce point de vue contradictoire que chacun puisse, comme le font la plupart des médecins, rester dans ce qu'il sait faire sans se référer à l'autre. Le propos suivant d'un médecin de la médecine occidentale résume la position de la plupart de ses confrères : *« moi, je reste dans ce que je maîtrise et il n'est pas question pour moi de conseiller à un patient d'aller vers la médecine traditionnelle ».* Avec une telle radicalité, il est impossible d'envisager la collaboration entre les deux médecines. Le médecin reste en marge de la vie réelle de ses concitoyens à telle enseigne que ses propositions thérapeutiques contrastent avec les préoccupations du patient.

Tout se passe comme si le médecin formé à l'Occidental était formaté pour être indifférent au *système de principes* et à la *vision de la vie* de ses patients. On ne peut finalement pas s'empêcher de relever la problématique relative à cette dispersion en raison d'un itinéraire thérapeutique alambiqué.

Le malade qui ne trouve pas son compte dans la médecine occidentale, parce qu'il estime que cette médecine n'apporte pas de *solution pratique* et ciblée à la problématique de sa santé, sort du contrôle du médecin et du système hospitalier moderne. Il se tourne vers les tradipraticiens pour la simple raison que leurs pratiques de soins prennent en considération son mode de vie et ses croyances. Les pratiques thérapeutiques auxquelles il se soumet tout à fait volontiers n'exigent pas de lui un comportement simplement rationnel. Ainsi, ce malade est en attente d'une médecine pouvant prendre en charge sa vie dans son unité concrète et dans toutes ses dimensions. Les pratiques de soins prendraient en charge l'esprit et le corps de manière indissociable : entendement et sensibilité.

Remarquons, à cet effet, que nous sommes à face un type de malade qui ne se satisfait pas des pratiques thérapeutiques qui n'interrogent pas la vie humaine dans toute sa densité. Tel serait l'avantage du tradipraticien sur le médecin ; car le tradipraticien manifeste beaucoup d'intérêt pour la dimension magico-religieuse. Il valorise – sans doute un peu trop par moment – toute la partie magico-mystico-thérapeutique de la démarche de guérison.

La question, pour les soins de santé primaires consiste à chercher à tirer avantage, à tirer bénéfice de la médecine traditionnelle ce, du point de vue des affections psychosomatiques ou des affections purement mentales. Dès lors, pourquoi les hôpitaux psychiatriques du Gabon ne se servent-ils pas du potentiel de la médecine traditionnelle en matière de prise en charge de la maladie mentale ? Pourquoi ne serait-il pas normal que, dans le cas d'une affection mentale, le psychiatre réfère son patient à un tradipraticien de la santé ?

Le développement de la santé, en Afrique, nécessite donc une forte prise en compte des études portant sur l'organisation psychologique de l'Africain et les représentations sociales de la santé dans ces pays économiquement faibles. Ces études se justifient par le fait que la psychologie de nos malades ne se concentre pas sur ce qui est chimique, mais sur le pouvoir des simples.

Mais ce recours à la médecine traditionnelle, parce qu'elle n'est jusqu'à présent pas contrôlée, est cause de grands problèmes. Prenons l'exemple des problèmes liés à la virilité, précisément des maladies relatives au dysfonctionnement de l'érection. Ceux qui souffrent des troubles de l'érection ne trouvent pas souvent satisfaction avec les produits de la médecine occidentale. Ils se rabattent chez les tradipraticiens qui les prennent en charge. Souvent, ils obtiennent une satisfaction durable et reviennent tout joyeux en parler à leur médecin. C'est la preuve, pour eux que la médecine traditionnelle est efficace et soigne les maladies que ne soigne la médecine occidentale. Pourtant, là encore, ils ont absolument besoin d'un médecin pour qu'ils prennent conscience que les excès peuvent entraîner des accidents.

Finalement, la question relative à la mise en œuvre des soins de santé primaires comporte des enjeux généraux tournant autour de la politique, de la culture, de la pédagogie, etc. Le problème aujourd'hui est de fixer les conditions de coopération entre les deux médecines pour sortir de cette situation dans laquelle nous avons une médecine traditionnelle qui existe, mais dont les médecins formés à l'occidentale ignorent les principes éthiques et épistémologiques. Il s'agit donc de formaliser le cadre de la coopération entre toutes ces médecines que l'on devra convoquer pour l'élaboration et la mise en œuvre de la politique des soins de santé primaires. C'est une expérience qui est déjà bien développée au Sénégal pour ce qui est des pathologies mentales. Nous avons l'exemple de l'hôpital de Fan où les psychiatres ont recours aux médecins traditionnels pour prendre en charge les malades mentaux.

Une telle expérience, et pour tout autre domaine de la santé, n'a pas été faite au Gabon ce, de la période coloniale à nos jours. Alors même que ce ne sont pas les compétences qui manquent. Il convient donc de montrer qu'il s'agit là d'un problème de volonté politique. Il suffit à cet effet d'observer que le ministère de la Santé publique n'accorde que peu de place à la médecine traditionnelle. On nous dira qu'il existe un service chargé de la médecine traditionnelle au ministère de la Santé. Tout se passe comme si ce service ne faisait pas partie du ministère de la Santé, il convient d'ailleurs de montrer que c'est un service qui ne figure même pas dans l'organigramme du ministère.

Mais l'on rétorquera que si l'on veut effectivement accorder à la médecine traditionnelle toute la place qui lui revient, c'est d'une direction générale avec plusieurs services spécialisés dont on a besoin.

On ne peut qu'observer les carences dans la gestion de ce qui existe actuellement en tant que service en raison de ses multiples dysfonctionnements. Ce que l'on attend de ce service, c'est la création des interfaces pouvant permettre aux différents spécialistes des sciences fondamentales et des sciences humaines et sociales ayant la santé pour objet de travailler en synergie. Cela suppose la mise en jeu des moyens matériels et financiers permettant de faire fonctionner rationnellement la collaboration. Le dynamisme de la médecine traditionnelle dépend naturellement de l'importance de sa vitrine au niveau de la structure étatique, donc du ministère de la Santé.

Au regard de l'absence d'organisation du *service de la médecine traditionnelle* au sein du ministère de la Santé, le système de santé national ne peut profiter d'énormes ressources de la médecine traditionnelle. En effet, ce n'est qu'en formalisant le cadre de la collaboration que le système de Santé national peut utiliser la médecine traditionnelle. L'on permettra ainsi aux médecins de différentes spécialités médicales de dialoguer avec les tradipraticiens tout en gardant à l'esprit que toute évocation de la question des soins ne doit pas être un prétexte pour introduire dans le système de santé moderne des éléments qui viendraient le miner de l'intérieur.

Les soins de santé primaires resteraient donc et avant tout une préoccupation de la médecine occidentale académique s'il manque de bonne volonté de la part de la tutelle. Sans doute sera-t-il toujours question de la construction et de la consolidation de ce système de santé qui, pour son développement, doit se nourrir aussi aux sources de la tradition africaine. On n'a sans doute de besoin de procéder à un travail préparatoire qui repose sur des acteurs ayant le souci est d'éclairer et d'aider le ministère dans le labeur de la construction du système de soins de santé. Ils participeront à la construction des matériaux et à l'élaboration des méthodes.

Il y a d'abord un problème d'acteurs, qu'il convient de préparer à travers la formation continue. Celle-ci est une sorte d'obligation déontologique pour le médecin, mais aussi pour le tradipraticien. Car, s'engager pour les soins de santé primaires, c'est aussi décider de renouveler son savoir bien au-delà de sa formation initiale. C'est à ce niveau que se pose un problème pour ce qui est surtout de la médecine traditionnelle. Nous avons, en effet constaté que, même en organisant à titre gratuit des formations, ces derniers, notamment ceux qui sont en ville ne viennent pas. Ils manquent de volonté se contentant de brandir les produits qu'ils veulent vendre.

C'est nécessairement à l'occasion ainsi que les médecins vont s'imprégner de la richesse médicamenteuse des plantes de la forêt africaine : « la luxuriance, la fécondité de la végétation des zones forestières, inconnues en Europe, parle d'elles-mêmes et convainquent les moins avertis des touristes de la puissance des simples »[1]. Ces plantes que le tradithérapeute peut utiliser tantôt dans le sens de la rationalité, tantôt dans celui de la spiritualité ou même magique. Car le tradithérapeute, comme le souligne le

---

[1]Idem, p.30

père E. De Rosny est capable d'utiliser sa connaissance de la plante pour dissuader un patient barbant : « un *Nganga* voulu calmer un malade qui gênait les autres pensionnaires par son arrogance et ses excentricités.

Il lui fit prendre un bain dans l'eau duquel il jeta quelques pincées de poussière provenant d'une écorce forte. L'homme fut pris par de terribles démangeaisons et promit bientôt de se tenir tranquille »[2]. Cet exemple est fascinant et exotique, mais il faut amener les tradithérapeutes, les principaux utilisateurs des plantes à aller vers une utilisation plus rationnelle de ces plantes médicinales. Car pour l'instant, la rationalité est plus dans la phytothérapie et la pharmacopée traditionnelle et n'est que secondaire dans des pratiques rituelles de cette médecine.

C'est avec cet état d'esprit qu'un travail préparatoire peut s'accomplir dans le cadre du service chargé de la médecine traditionnelle.

Ce travail opératoire doit conduire à l'enregistrement de tous ceux qui, comme membres d'associations de tradithérapeutes ou non, s'autoproclament tradithérapeutes ou médecins traditionnels. Il faut nécessairement aller voir ce qu'il y a derrière leurs affiches publicitaires, de manière à connaître les pathologies qu'ils maîtrisent. Cela implique la nécessité d'un recensement des tradipraticiens sur toute l'étendue du territoire national.

Ensuite l'on passera à l'étape de l'enregistrement de leurs domaines de compétence de manière à éviter de se retrouver avec ceux qui sont spécialistes de toutes les maladies, même les plus sophistiquées. On sait très bien que parmi eux, il y a ceux dont les compétences peuvent servir aux

---

[2] Idem

cardiologues, aux psychologues, aux pneumologues, aux gastro-entérologues, etc.

La troisième étape consistera à s'intéresser à leurs recettes en fonction des pathologies. Quelles sont les plantes utilisées ? Quelles sont les plantes utilisées et qui sont efficaces et pour quelles pathologies le sont-elles ?

Qu'est-ce qu'ils pratiquent comme thérapie et quelles sont les recettes utilisées et en vue de soigner quelles maladies ? C'est de cette manière que, progressivement, il sera possible d'identifier les compétences.

On saura qui maîtrise telles ou telles pathologies. Il faut donc un travail de recherche et d'animation scientifique sous l'égide du ministère de la santé pour rassure la population. Si l'on connaît l'importance et la qualité des recettes utilisées par les tradithérapeutes, alors les médecins peuvent s'autoriser à conseiller à leurs patients certains d'entre eux.

Or, il apparaît que pour l'instant, tout cela n'a pas encore été fait, aucune organisation n'est *mise en place pour* développer ce secteur. Ce que l'on dit de la médecine traditionnelle relève de la spéculation, un ensemble de vœux pieux.

Cependant, cela ne signifie pas que les médecins gabonais ignorent l'existence, mais aussi l'efficacité de la médecine traditionnelle. Beaucoup de médecins recourent à cette médecine, même dans le cas d'un rhume. Comme tout le monde, certains médecins ne vont pas directement à la pharmacie. Ils se rendent derrière les maisons pour cueillir des plantes et certains en plantent. Ils en connaissent des noms de plantes qu'ils mettent dans le nez afin de le déboucher. Cependant, il ne s'agit pas encore de recettes *étudiées et bien codifiées.* Le fait, aujourd'hui, c'est de mettre en place des protocoles et de sécuriser le secteur de la médecine traditionnelle pour encadrer la santé publique. Il faut donner toutes les garanties du point de vue de la santé publique, de sorte que l'on ne puisse pas aller dans tous les sens.

Mais, en quoi le manque d'un cadre de collaboration entre les deux médecines est-il préjudiciable, notamment pour ce qui est de la trajectoire du patient ? En fait, il est question d'éviter le phénomène de toxicité dans lequel peut nous mener le contexte actuel d'une utilisation anarchique de deux systèmes de soins par patient qui vogue entre deux médecines. Même dans le cadre de la seule médecine occidentale, un individu qui consulte deux médecins qui lui délivrent deux prescriptions différentes court le risque de toxicité. La chose peut s'avérer plus compliquée dans le cas où, hospitalisé dans un centre hospitalier moderne, le patient prend discrètement les produits de la médecine traditionnelle à l'insu du médecin.

C'est d'ailleurs ce qui arrive souvent dans nos hôpitaux avec des patients hospitalisés qui reçoivent clandestinement les soins d'un tradipraticien en trompant la vigilance de l'équipe médicale. Certains d'entre eux passent de vie à trépas. C'est le cas d'un patient souffrant d'hépatite et, qui, interné à l'hôpital Jeanne Ebori avait reçu un traitement parallèle. Les patients se sont passés des recommandations du médecin. Que s'était-il passé ?

En fait, le médecin occidental lui avait recommandé le repos afin de laisser son foie au repos. La médecine ce n'est tout de même pas qu'un savoir des plantes, c'est aussi un savoir sur le corps et les organes. Le traitement doit tenir compte de cette articulation. On note par exemple dans le cas du traitement de l'hépatite virale que le médicament ne vient qu'après le repos. Il faut même exclure les exercices physiques. Mais cette connaissance ceux qui, parmi les tradipraticiens, prétendent soigner l'hépatite virale ne le savent. Ils n'ont pas de formation qui les amènerait à savoir qu'il faut que le foie récupère. Ils administrent directement et sans précaution, des plantes aux patients.

Au regard de cette indigence – preuve que l'ignorance est une maladie que l'on peut soigner –, de nombreux patients que l'on aurait dû sauver finissent par perdre la vie à pratiquant les deux médecines. C'est le cas de ceux qui, entrée dans les services de santé modernes cherchent à contourner la vigilance du médecin traitant et de son équipe médicale en introduisant discrètement les produits d'un tradipraticien dans la chambre du malade.

Certains malades meurent ainsi d'intoxication médicamenteuse dans les services de santé. Dans le cas qui nous occupe, on constate que, par leur manque de formation et par défaut d'expérience, les tradipraticiens administrent directement des plantes, chose qui conduit souvent à des catastrophes.

Il est nécessaire que la médecine traditionnelle sorte de la clandestinité, car cette clandestinité est à l'origine de décès et de complications multiples. Beaucoup de structures sanitaires du pays sont victimes de l'ignorance de ces familles qui contournent la vigilance des tradithérapeutes. Ils amènent les malades à ne pas respecter la prescription des médecins mettant ainsi la santé des malades en danger. Il nous d'ailleurs arriver d'encourager un responsable de clinique à traduire en justice une famille qui avait introduit des produits dont la toxicité avait causé la mort d'un patient. En fait, celui-ci souffrait d'hépatite virale. Le médecin l'avait mis au repos.

Mais, la nuit à l'insu de l'équipe médicale un tradipraticien lui faisant boire des décoctions qui ont eu pour effet de pousser le foie à continuer à épurer certains toxiques ? Les tradipraticiens ne s'imaginent pas que certains de ces produits végétaux contiennent des oligo-éléments, c'est-à-dire des parties chimiques, qui sont hépatotoxiques. Ces oligo-éléments jouent ainsi un rôle décisif dans l'aggravation de l'état général de santé du patient et, donc sur l'hépatite que ce malade avait à la base.

Ainsi enregistrons-nous des cas de décès qui ont pour seule explication que le caractère discret d'une action non coordonnée entre le tradipraticien et le malade. Le médecin qui voit l'état de santé du patient tourner à la catastrophe décèle après la mort de celui-ci dans son service, après enquêtes qu'une bouteille contenant des plantes se trouvait coincer sous le lit du patient. Ce n'est qu'ainsi qu'il expliquera la raison pour laquelle les chiffres qui ne faisaient qu'augmenter à un moment où l'état de santé du patient devait se stabiliser ?

Cet exemple justifie la méfiance que beaucoup de médecins développent à l'égard des tradipraticiens. C'est une question de prudence. Ils ont peur que leurs patients ne perdent le bénéfice du traitement entamé à l'hôpital et qu'il y ait des complications du fait des pratiques du tradipraticien. La peur se justifie par le fait qu'un patient qui va à la fois à l'hôpital et à la médecine traditionnelle peut se retrouver dans une situation où la prise en charge interfère au point de créer des situations d'intoxication. D'où le fait que l'on arrête souvent imprudemment le traitement qui était suivi régulièrement au niveau de la médecine occidentale.

2— Enjeux culturel et épistémologique

Pour s'adapter au contexte africain, les infirmiers gabonais regroupés en association travaillent avec nous afin de retrouver, à travers les pratiques ancestrales, des ressources valorisantes de leur métier. Cela suppose de regarder les malades sans verser dans un ethnocentrisme, mais la nécessité d'adapter leur pratique des sciences infirmières au contexte socioculturel de leur pays. C'est dans cet élan que nous avons accompagné leur association par une réflexion approfondie sur l'identité de l'infirmier africain.

Notre engagement scientifique aura été de briser la barrière entre le milieu hospitalier et la culture des patients qui se sentent si souvent agressés par un milieu particulièrement impersonnel. De façon tout à fait particulière cette question a été travaillée dans nos différents ouvrages, mais de façon précise dans : *Médecine et recherche publique au Gabon,* dans *Santé et précarité au Gabon,* et aussi dans *Réflexions sur la philosophie du médicament et du soin. La rationalité des remèdes traditionnels.* Pour ce qui concerne le métier d'infirmier, nous affinons particulièrement une réflexion sur des questions d'éthiques et de déontologie. La chose consiste à amener les praticiens à transformer le milieu hospitalier afin de l'introduire dans les mœurs africaines.

Car, le milieu hospitalier africain se structure sans intégrer la culture des autochtones de sorte que l'on a l'impression que les praticiens de la santé sont eux-mêmes coupés de leurs réalités culturelles. La question se pose d'une manière pertinente en termes d'accueil du patient en milieu hospitalier. Si, pour améliorer la réputation des infirmiers, on se tourne vers la tradition, ces derniers éprouvent surtout le besoin de collaborer avec les tradipraticiens, notamment les matrones, les accoucheuses traditionnelles et les tradi-pédiatres. S'agissant de l'environnement, le tableau comparatif suivant a pour objet de montrer que la pratique hospitalière est désincarnée dans la culture africaine. Le tableau qui suit résume à suffisance ce qui suit :

Caractéristiques de l'environnement hospitalier moderne gabonais	**caractéristiques de l'environnement thérapeutique traditionnel gabonais**
▪ **Hygiène et cadre de vie** — Un cadre stérilisé, aseptisé et loin de la réalité d'un milieu familial — L'accent est mis sur la sécurité de la santé du patient. — Il s'agit d'éviter que l'hôpital devienne une autre source de maladie et d'infection. — L'objectif est que la guérison se fasse dans un milieu aseptisé.	▪ **Hygiène et cadre de vie** — Le cadre est naturel. Le malade est intégré dans son milieu naturel. — Les conditions sont créées pour permettre au patient d'entrer en dialogue avec son milieu naturel. — L'objectif est de respecter et de préserver le système de référence du patient.
▪ **Le malade et sa famille** — Le patient est isolé des siens. — Il est pris en charge par le personnel médical. — Il lui est imposé silence, tranquillité et repos au patient	▪ **Le malade et sa famille** — Le malade est entouré des siens. — La famille prend en charge le malade comme le personnel médical, mais avec en plus l'affection, l'attention, l'amour

<table>
<tr><th colspan="2">Le symbolisme qui entoure le milieu thérapeutique diffère d'un milieu à l'autre et</th></tr>
<tr><td colspan="2">▪ Le vestimentaire, deux codes totalement différents et dépaysants pour le patient africain</td></tr>
<tr><td>Dans la médecine moderne</td><td>Dans la médecine traditionnelle</td></tr>
<tr><td>— Blouse blanche = médecins, infirmiers et personnel médico-techniques.
— Blouse rose = sages-femmes et puéricultrices.
— Blouse bleue = agents de service hospitalier.
— Blouse vert clair = secrétaire de santé.
— Blouse marron = brancardiers.
— Blouse claire = planton
— Blouse vert foncé = bloc opératoire</td><td>— Le blanc : couleur de la sainteté, de l'ovule, indiquant l'au-delà.
— Le rouge dans la tenue du tradipraticien : couleur de la vie, indiquant le spermatozoïde.
— Le bleu, la couleur de la mer, de l'eau.
— Le vert, couleur de l'environnement, de la végétation</td></tr>
<tr><td colspan="2">▪ Le malade et l'alimentation hospitalière :
Mode et code alimentation différente</td></tr>
<tr><td>— Alimentation très étudiée et adaptée à l'état de santé des malades.
— La cuisson est différente de celle de la maison.
Certains malades n'aiment pas manger la nourriture de l'hôpital. Ils disent qu'elle n'a pas de « goût ».</td><td>— Le malade mange comme chez lui.
— La cuisson est la même pour tous les plats sauf les mets médicamenteux.</td></tr>
<tr><td colspan="2">▪ Hygiène
— Les toilettes respectent les conditions hygiéniques de la modernité. Plus un hôpital est moderne, plus les toilettes sont luxueuses et différentes des latrines que l'on rencontre au village.</td></tr>
</table>

Au regard de ce tableau, on tire les conséquences suivantes :

1) Le malade africain est dépaysé en milieu hospitalier moderne, il est écartelé entre son milieu de vie et les valeurs du système.
2) L'imaginaire du malade ne trouve pas de support matériel rassurant permettant de soutenir la psychologie du patient. Au contraire, certaines représentations du monde hospitalier contraste avec le symbolisme africain et peuvent, de ce point de vue choquer.
3) Le malade se sent étranger au milieu des *dieux étrangers* et demande souvent à repartir *chez lui.*

Parmi les pratiques du monde hospitalier moderne, l'isolement est une pratique qui heurte les fondements de la culture africaine. En Afrique, l'homme est naturellement intégré dans une communauté et commence à mourir en lui-même dès lors qu'il sent isolé.

3— Temporalité et trajectoire du patient

Le temps est une question fondamentale pour ce qui est, non seulement de la représentation de la maladie, mais aussi de la détermination de l'orientation de la trajectoire thérapeutique du patient. Celui-ci, adopte des attitudes selon que le temps de sa maladie lui paraît court ou long. On observe donc la présence de trois attitudes qu'il convient de situer en tant qu'étape de la trajectoire du malade gabonais. Nous en dénombrons ici quelques-unes, à savoir :

i. La première porte sur des analyses purement rationalistes. On explique la maladie en tenant objectivement compte des symptômes sans une quelconque arrière-pensée. Si on a mal à la tête, c'est parce que l'on manque de repos. Il suffit donc de prendre un caché d'aspirine et de rester quelque temps au lit.

ii. La deuxième attitude survient quand la douleur persiste. On estime que ce n'est pas grave, mais on est gêné par la persistance de la douleur, on sort alors de l'automédication pour se tourner vers les phytothérapeutes. Là on cherche seulement un produit fort, comme disent les Gabonais auprès des tradithérapeutes qui soignent uniquement avec les plantes sans faire de rituel.

iii. La troisième attitude consiste dans une démarche dont le but est de débusquer la cause réelle de ce dont on souffre. Elle correspond à la recherche du *pourquoi je souffre* et *qu'est-ce qui en est à l'origine ?* Pour répondre à cette question, le malade et sa famille consultent un *maître initiateur,* donc se tournent-ils vers la médecine initiatique.

Dès lors, la trajectoire du patient est motivée par un élément ontologique, lequel renvoie à une épistémologie de la cause, ce qui implique une recherche de la vérité cachée au-delà des symptômes, recherche pouvant aboutir à la conversion. Cette démarche comprend les étapes et les caractéristiques suivantes :

i. **Étape empirique :** la phytothérapie. Au regard de l'évolution actuelle de la science, nous pouvons avoir grand espoir que la photothérapie ou la pharmacopée africaine peuvent permettre à l'Afrique de développer la santé par la médecine traditionnelle. Cette étape jouerait un rôle de premier plan dans la collaboration entre les chercheurs des sciences fondamentales et praticiens de la médecine traditionnelle africaine.

ii. **Étape religieuse :** médecine initiatique encore appelée la médecine africaine au sens profond. En fait, il ne faut pas croire que la phytothérapie soit le premier moment de la médecine traditionnelle ; ce serait une erreur puisque cette dernière n'est rien d'autre que la bonne utilisation d'un savoir initiatique maîtrisé. La phase empirique, domaine où la plante est matériellement observable, dépend de la bonne exécution, du bon déroulement de la dimension spirituelle. Les deux phases sont intiment liées, intriquées de telle sorte qu'il est impossible, à nos yeux, de parler de médecine traditionnelle sans parler de secret d'ordre supranaturel, transcendantal.

iii. **Étape psychosomatique :** elle relève de la dimension onirique de la médecine traditionnelle. Cette troisième phase constitue le tremplin des deux autres. Le rêve occupe une place prépondérante dans la vie de nos concitoyens. Il est la condition du diagnostic

iv. **Étape des religions** : il s'agit du temps passé chez pour les prières de guérison dans des communautés religieuses.

Au regard de ces représentations, nos projets de recherche impliquent l'engagement scientifique de tous les praticiens de la santé et le soutien de tous les spécialistes des sciences humaines et sociales. Ils se doivent de rendre accessibles tous les mécanismes acceptables par tous en vue de développer un système de santé aux pratiques de soins plus humaines. Il s'agit de promouvoir les travaux susceptibles d'aider les pays à harmoniser la médecine traditionnelle et de soutenir l'effort de la médecine moderne de manière à construire des systèmes cohérents de prestations sanitaires[3]. Tel est ce que nous entendons par la médecine de la 3e vie.

Cette médecine de la troisième voie est une appropriation réciproque des valeurs fondamentales tant de la médecine traditionnelle que de la médecine moderne. Nous recherchons des structures sanitaires qui ne sont pas désincarnées. Les praticiens de la santé par une formation nourrie de connaissances anthropologiques sociales et culturelles s'approprieraient des valeurs de la tradition. En clair, le spécialiste en soins de santé modernes ne saurait plus se montrer indifférent face aux différentes problématiques que soulève la médecine traditionnelle. Parmi ces questions, nous pouvons évoquer les notions suivantes : d'équilibre, *d'agression, de rite, d'initiation, de dynamisation ou de redynamisation, de participation aux soins, de parole et d'honnêteté.*

Ces notions, notamment celle d'équilibre, renvoient à une représentation spécifique de la maladie. Et l'on se souvent d'ailleurs que pour Théophile Obenga nous « la maladie s'inscrit de toute nécessité dans un contexte culturel, ethnographique. Les méthodes de diagnostic et de soins, les plantes médicinales, tout cela obéit à des traditions précises et vient des temps reculés »[4]. En d'autres termes, le malade n'étant pas un sujet désincarné, pour le soigner et espérer le guérir, il faut naturellement que le médecin moderne le soigne en le replaçant dans son contexte socioculturel.

---

[3] *OMS, Médecine traditionnelle dans le développement des services de santé. – Rapport d'une consultation,* Bamako, 26-30 novembre 1979, Bureau Régional de l'Afrique, Brazzaville, 1979, p. 2, cité par BRELET (CL.) : *Ibidem*, p. 160.

[4] OBENGA (T) : *Les Bantu, Langues, peuples, civilisations,* Présence Africaine, Paris, 1985, p. 16

Définition des objectifs

1- Premier objectif

Notre étude de la rationalité médicale, à travers la médecine occidentale, ses rapports avec la culture, les imaginaires et la médecine traditionnelle poursuit les objectifs spécifiques que nous déclinons ci-dessous :

Poursuivre et approfondir la réflexion générale sur l'épistémologie et l'éthique de la médecine et des thérapies, au carrefour des rationalités scientifiques expérimentales et des pratiques traditionnelles, liées à des croyances religieuses de type initiatique. À l'arrière-plan de cette recherche, nous affrontons la question du syncrétisme entre religions traditionnelles et religions chrétiennes à travers les soins thérapeutiques. Ainsi, partant de l'idée que la médecine soigne la maladie dont souffre un individu vivant et menacé dans les conditions naturelles de sa vie, que celles-ci soient d'ordre biologique, physique ou psychosomatique, nous réalisons l'importance du symbolisme comme mode de connaissance.

On note donc que l'élaboration des techniques de la médecine traditionnelle repose sur la fonction symbolique. Nous affirmons que toute médecine repose sur un imaginaire qui détermine son mode de fonctionnement selon la vision du monde des hommes vivant dans la communauté qui la produit. Le savoir médical scientifique (*technè iatrikè*) n'est possible que parce qu'il s'appuie sur rupture fondatrice par rapport au sens sacré de la maladie, sens qui, lui-même, est fonction d'un imaginaire. La médecine scientifique ne peut empêcher cette disposition de la conscience.

L'homme est le même, c'est-à-dire qu'il a les mêmes aspirations qu'il soit citoyen des sociétés industrialisées ou primitives, il y a en lui le désir de spiritualité et de bonheur. On ne peut, en effet, empêcher la coexistence des médecines traditionnelles.

Mais, dans le cas de l'Afrique, le croisement des rationalités s'impose alors en raison du paradoxe même de la démarche de la raison elle-même : elle s'emploie à se dégager de la pensée magique (du symbolisme religieux) et mythique alors qu'au même moment elle réalise que le symbolisme demeure son contrepoint permanent. Le fait est que la connaissance est d'abord symbolique.

C'est le symbolisme qui permet à l'homme de mettre au point des pratiques thérapeutiques correspondant à tous ses univers de perception et de discours.

Ainsi, si l'on affirme avec Dominique Folscheid que « la santé est toujours la santé de quelqu'un, la manière d'être "normale" de son être, qui assure le fond de silence à partir duquel peuvent se déployer les activités proprement humaines de la personne », il apparaît alors pertinent de considérer l'importance du symbolisme en médecine. Car, c'est lui qui donne sens à la réalité en raison de la fonction de médiation qu'il exerce entre le réel et nous. Dès lors, considérant que la consommation des symboles par l'homme varie selon les cultures et civilisations, la différence entre les médecines dépendra des imaginaires.

Il apparaît donc nécessaire d'élaborer un système de soins africains en tenant compte de la consommation, par les populations africaines, du symbolisme. On note qu'il s'agit essentiellement de populations qui vivent encore en marge de la rationalité au sens occidental du terme : il est clair que ces peuples en usent plus que les peuples dits civilisés du monde occidental. Dans ce cas, il existerait une façon « primitive » d'employer les symboles dans la médecine traditionnelle et celle-ci est cohérente avec la production des techniques thérapeutiques des tradithérapeutes gabonais. Cette dernière se heurte cependant aux exigences de la rationalité médicale occidentale. Le malade scolarisé est confronté aux images « primitives ». Ces images sont concrètes. Elles renvoient à une réalité qui les dépasse et participent, en fait, de la nature de la réalité. Ce qui est vu en situation de rêve est pensé comme relevant de la réalité effective, le rêve renvoie à la vie concrète.

L'enjeu épistémologique, ici, consiste dans le fait que le soin privilégie précisément la connaissance intuitive et non rationnelle. Le remède trouve son efficacité dans une connaissance produisant un ensemble de moyens susceptibles de parvenir à un résultat en raison des aptitudes naturelles des praticiens. On parle donc d'un art fait de techniques empiriques qui ne sont souvent pas soumis aux tests de la science moderne. Les lois qui les expliquent ne sont pas mises en valeur.

En fait, ce que recherche le tradithérapeute dans la composition du médicament, ce n'est pas ce qui apparaît symptomatiquement comme manifestation de la maladie, mais ce qui anime, manifeste cette maladie. Tout le rituel consiste à épouser la signification vitale et spirituelle des êtres : quelle est leur essence ? Le soignant s'engage dans une quête consistant à traduire ce qu'il observe attentivement sur le corps du patient. Il noue une relation fraternelle et paternelle avec celui-ci aux fins de vibrer avec les êtres de son environnement. On comprendra la tonalité du séjour thérapeutique à travers les propos suivants de Léopold Sédar Senghor suivant : « la raison nègre se coule dans les artères des choses, elle en épouse les contours pour se loger au vivant du réel ». Cela voudrait-il dire que le geste thérapeutique consiste à préparer l'être du patient pour qu'il se montre attentif aux symboles ?

Car, celui-ci doit s'exprimer de préférence de manière symbolique en ce sens que la pensée symbolique, dans l'univers de la médecine traditionnelle, n'est nullement une pensée secondaire, mais le mode de pensée privilégiée. On est continuellement attentif à la présence de puissances invisibles à l'œuvre dans le monde de la guérison ; le patient, de même que le soignant, est attentif à toutes les manifestations qui se déroulent dans son environnement physique. Il dispose sa conscience pour qu'elle communie aux puissances invisibles à l'œuvre dans son entourage en s'appuyant sur le visible comme symbole ou comme signes représentatifs des réalités invisibles utiles pour sa guérison.

Le rituel thérapeutique n'est pas autre chose qu'un moyen consistant à préparer le corps humain pour qu'il dispose l'esprit dans une démarche religieuse où il s'appuie sur des associations visuelles, émotives. La compréhension du sens de la maladie est finalement fonction de la capacité de production d'associations d'impressions. Pourquoi ? Parce que la rationalité organiciste pose l'imagination comme le prolongement de l'observation.

En vue d'atteindre notre premier objectif, nous avons, à quelques mois de distance de la soutenance de notre thèse de doctorat en philosophie[5], participé à l'élargissement du paysage scientifique national par création de la première institution privée de recherche en matière d'épistémologie et d'éthique avec pour intitulé : Centre Gabonais de Recherche en Éthique et Santé (CEGARES). Cette institution constitue le fondement de la mise en application du projet dont le plan d'investissement est déjà esquissé à l'annexe de notre thèse de doctorat avec un plan architectural. Le CEGARES, conçu pour poursuivre des travaux portant sur la rationalité médicale.

---

[5] Soutenance dans la salle… , le 6 juin 2005)

Parler du CEGARES, c'est aussi parler de la structuration d'un réseau interétablissement, interuniversitaire sur le pôle universitaire de Libreville. L'éthique et l'épistémologie de la médecine trouvent ici une opportunité à travers nos initiatives et des participations croisées qui favorise une circulation des savoirs entre le nord et le sud et inversement. À travers nos activités de recherches, un réseau de chercheurs en sciences humaines et sociales liant les chercheurs de l'université gabonaise, de l'université française, allemande et burkinabé.

Notre ambition est de transférer dans l'environnement gabonais et africain de recherche appliquée les normes de construction du savoir universitaire occidental sur les questions de santé, d'écologie et de développement durable, mais aussi de transférer vers les centres de recherches français des informations essentielles pour nourrir l'anthropologie et l'éthique médicale comparative. Pour ce faire, nous développons des relations de partenariat qui prennent essentiellement appui sur un réseau français partenaire — le Réseau interdisciplinaire Santé, Éthique et Société (RISES) —, grâce auquel nous continuons à travailler sur les mêmes paradigmes que des collègues de notre université d'origine. Au-delà de Lyon, ce réseau de chercheur s'appuie, à partir du RISES, sur un autre réseau partenaire extérieur Marne-la-Vallée, Lausanne, Marseille ce, grâce au dynamisme de la Faculté de Philosophie de Lyon3. Également et surtout à propos des questions relatives à la médecine traditionnelle et d'éthique médicale, le CEGARES entretient des relations étroites avec des Universités étrangères (Allemagne, Burkina Faso, Cameroun).

Par cette initiative, nous participons au décloisonnement de la recherche scientifique gabonaise. Mais qu'est-ce qui est fondamentalement recherché et qui mobilise autant d'intelligence autour de nos recherches scientifiques ?

La raison paraît simple. En effet, d'aucuns pensent que le développement de l'Afrique passerait par le transfert des technologies et ils appliquent à l'Afrique des solutions toutes faites et conçues selon des modèles originaux qu'ils viennent plaquer sur les réalités africaines. Or, pour nous, le transfert des technologies et des intelligences en matière de médecine n'est pas une simple transposition des pratiques soignantes. Il suppose avant tout un travail exigeant et qui nécessite une incarnation dans la culture des patients.

La santé étant un domaine sensible, il convient de ne pas heurter la patientèle par l'utilisation des procédures thérapeutiques qui choqueraient leurs représentations. L'amélioration des performances de la médecine académique en Afrique serait par conséquent fonction de sa capacité à intégrer, dans l'exécution de ses pratiques, les modes de gestion de l'homme dans la culture africaine. L'intelligence étant la faculté d'adaptation, celle de la médecine académique devrait, à cet effet, prendre corps dans l'espace socioculturel africain. Car, la réaction d'un patient de culture africaine vivant en Afrique sera forcément différente de celle d'un autre qui virait conformément aux mœurs occidentales.

La prise en charge d'un patient africain, en contexte africain, nécessite par conséquent une véritable réflexion sur sa vie psychique, sociale, économique et financière. Une connaissance de ses rêves et de sa façon d'appréhender le monde invisible, une analyse cohérente de ses complexes affectifs, des symboles auxquels il s'attache et surtout de sa croyance et de sa relation en un Dieu intérieur qu'il vénère est nécessaire.

En vue d'une collaboration efficace entre les deux médecines, nous invitions les praticiens de la médecine académique à s'intéresser aux pratiques de **la médecine traditionnelle. L'avantage de cette démarche est qu'elle envisage d'intégrer à la médecine académique divers moyens inconnus d'elle.** Ainsi, il faut remédier à la fragilisation du système immunitaire dont il est maintenant avéré qu'il dépend en grande partie du « bien-être mental et social » pour reprendre la définition de la santé de l'OMS. Cette fragilité, les tradithérapeutes gabonais cherchent à la restaurer chez les patients grâce à une maîtrise du symbolisme qui tisse l'univers de leurs patients selon trois axes : « la famille – la communauté – Dieu et le cosmos ».

Nous avons ainsi jugé juste d'étudier les représentations de la santé, de la maladie, dans l'aire culturelle africaine en invitant, en avril 2006 des chercheurs et praticiens de la santé à un colloque international dont le titre fût : *« imaginaire de la maladie : conceptions, constructions et approches thérapeutiques ».* Nous avons ainsi, par cette, invité les médecins à s'imprégner de la conception traditionnelle de l'homme. Ils doivent s'imprégner de l'ensemble des représentations qui rendent compte de l'origine, de la genèse, des troubles dans la société africaine.

Les praticiens de la santé devraient ainsi prendre en compte l'évolution des mentalités de l'homme, notamment, dans la société où ils travaillent. C'est dans ce sens que nous avons proposé un programme de cours de sciences humaines et sociales à la faculté de médecine à l'Université des Sciences de la Santé (USS) et un cours sur la rationalité médicale aux infirmiers d'État à l'Institut National de Formation en Action Sociale et Sanitaire (INFASS).

Il fallait donc œuvrer de manière à sortir dans un contexte pédagogique où les programmes ne permettaient pas au personnel de santé d'avoir accès à la connaissance des réalités socioculturelles du pays.

* * *

*

Finalement, il importe de montrer qu'une grande partie de notre activité scientifique porte, non pas sur l'écriture, mais sur la construction et la structuration du système de recherche gabonais. De même qu'un article ou un ouvrage scientifique répond à une préoccupation spécifique, de même la mise en œuvre d'une institution est une réponse à des besoins sociaux spécifiques. Dans cette perspective pourquoi avons-nous créé le *Centre Gabonais de Recherche en Éthique et Santé (CEGARES)* ?

La raison sociale du CEGARES réside dans l'obligation qui nous est faite de répondre aux différents défis que l'évolution actuelle de notre monde lance à la réflexion en général, précisément à la philosophie, mais aussi aux sciences humaines et de la société ayant pour objet la médecine. Son introduction dans le système de formation et de recherche gabonais doit permettre de résoudre, dans le domaine concerné, les problèmes d'éthique et de rationalité qui surgissent dans la rencontre entre la médecine traditionnelle et la médecine occidentale. À sa création nous lui avons assigné quelques objectifs clairs qui sont les suivants :

> *Effectuer des recherches de haut niveau sur les grandes questions et orientations du développement en rapport avec la santé ; étudier les rationalités et les imaginaires des médecines moderne et traditionnelle ; comprendre les rapports entre médecines et culture ; évaluer le*

rôle des secteurs publics et privés en matière d'épistémologie et de recherche en santé ; inciter d'autres institutions et personnes au Gabon à collaborer aux recherches dans ces domaines, exploiter les résultats de façon à inspirer des discussions, des orientations et des décisions au plan national ; constituer un cercle non gouvernemental où organismes et particuliers peuvent échanger des idées ; former une expertise scientifique indépendante qui attire l'attention et anticipe sur les grands problèmes actuels de la santé publique en faisant régulièrement des recommandations au Gouvernement de la République ; stimuler un dialogue entre les consommateurs des médicaments et les industries pharmaceutiques traditionnelles et modernes ; créer une synergie entre médecine traditionnelle et biomédecine

Pour atteindre ces objectifs, les chercheurs du CEGARES travaillent en étroite collaboration avec les associations de tradithérapeutes du Gabon. Avec eux, nous organisons le secteur de la médecine traditionnelle. Il s'agit de promouvoir ce pan de la culture gabonaise et africaine en lui évitant de se laisser infester par les charlatans. Une équipe d'universitaires est attentive à l'évolution et à la vie desdites associations et organise des ateliers de travaux avec ces derniers dans le but de les intégrer dans des projets de santé publique et de les rendre plus dynamiques au niveau des soins de santé primaires.

a) Cadre institutionnel

Membres de l'Observatoire des Dynamiques Sociales (ODS), à l'Institut de Recherche en Sciences Humaines (IRSH), nous avons introduit, depuis 2006, la possibilité d'une formation en séminaire, des tradipraticiens. Ainsi, pour une véritable traçabilité de leurs activités, nous avons permis aux tradipraticiens de travailler avec une méthode un peu plus rigoureuse. Ils ont ainsi appris à tenir un fichier et des fiches pour leurs patients. Ces fiches comportent les éléments essentiels suivants :

- Le nom et le prénom du guérisseur ;
- Son origine ;
- L'âge ;
- Le rite pratiqué ;
- Les maladies qu'il soigne efficacement
- Son adresse

Dans le même quatre, les échanges se poursuivent plus facilement entre tradipraticiens et chercheurs.

D'un autre côté, avec les praticiens de la médecine moderne, les étudiants de la Faculté des Lettres et des Sciences Humaines de l'Université Omar Bongo et surtout avec quelques internes, les besoins de formation en éthique nous ont amenés à jeter les bases d'un cadre laboratoire. Celui-ci est un lieu de concertation entre chercheurs appelé : *Espace Éthique Ogooué-Atlantique.* Ici se rencontrent de jeunes médecins préparant des spécialités diverses (médecine interne et spécialités médicales et chirurgicales), des spécialistes des sciences humaines et sociales autour des questions spécifiques à la pratique des médecines au Gabon : *la structure hospitalière, la décision médicale, l'accueil en milieu hospitalier, les représentations de la maladie, les rapports soignants/soignés, etc.* Le travail qui s'y déroule consiste, pour les médecins à analyser, avec l'aide des chercheurs en sciences humaines et sociales, des cas rencontrés en situation de soins.

Cette structure permet aux médecins de partager leurs expériences sur des cas de maladies rencontrées au cours de leur exercice. Leur expérience et les discours de vie des patients par eux rencontrés ouvrent un champ de recherches anthropologiques. La profondeur des débats et l'importance des arguments permettent aux différents participants d'améliorer leurs pratiques de soins et leurs relations avec les patients.

Sur quoi débattons-nous aussi bien dans nos travaux de recherche que dans les multiples rencontres que nous organisons avec les collègues ? De la thèse à nos travaux les plus récents, la notion de maladie est particulièrement dominante. Ce qui pose problème, c'est aussi l'attitude de l'homme africain face à la maladie.

Globalement, il s'agit de comprendre pourquoi dès qu'il est *perturbé,* le Négro-africain est confronté à deux attitudes pour la prise en charge de sa maladie. Ce qui motive les chercheurs, c'est le fait que beaucoup de nos compatriotes, même ceux qui font partie de l'élite se font initier pour un certain nombre de raisons. Il est question d'un phénomène qui ne peut laisser indifférents, ni les chercheurs, ni l'Église. Ainsi, pour amorcer une réponse à ce problème, il était question de le comprendre. La démarche qui est la nôtre consiste à tenter de le comprendre en nous mettant à l'école des maîtres initiateurs et des initiés. Toutefois, tous nos travaux et activités de recherche témoignent de l'importance ou de la nécessité de considérer un fait : face à l'épreuve de la maladie, l'Africain adopte souvent un comportement standardisé. Il recourt presque systématiquement à la médecine traditionnelle. Mais alors pourquoi ce recours aux pratiques ancestrales ?

Les résultats de nos analyses laissent entendre que cette attitude aurait pour fondement la conception du monde de l'Africain. Il s'agit d'un monde en dyade, un monde visible et un monde invisible. Au regard de cette perception du monde, la maladie serait une réalité à deux réalités : une matérielle et l'autre spirituelle.

Du point de vue de l'anthropologie de la maladie et au regard des exigences de l'anthropologie comparée, la maladie est une problématique complexe ce est-ce qu'il convient de retenir à travers nos recherches contenues dans *Imaginaire de la maladie au Gabon. Approche épistémologique*[6].

Elle ne se limite pas seulement en son aspect organique, elle intègre les aspects culturels, voire spirituels. Dans cette perspective, notre recherche nous invite à constater que l'Afrique ne peut se contenter d'une approche médicale de la maladie pour développer la santé dans le continent, elle a besoin aussi d'une approche de l'homme à prendre en charge dans son système de santé. Cette exigence prend en compte des données relatives à la problématique de l'identité, de l'altérité et de l'interculturalité à travers les pratiques soignantes.

En effet, la médecine est avant tout un lieu d'échange, de sorte que le concept, d'interculturalité qui s'impose à la situation du système de santé africain, en ce sens qu'il utilise deux types de

---

[6] MVONE-NDONG : *Imaginaire de la maladie au Gabon. Approche épistémologique*, Préface de Pierre-Marie Gontran Maka, L'Harmattan, Paris, 2007, 194 pages.

médecine de cultures différentes, est un concept de base et de travail. [7]

b) La science au service de la M.T.[8]

Le Gabon utilise officieusement deux médecines pour la prise en charge de ses citoyens : la médecine académique et la médecine traditionnelle. Comprendre la rationalité et l'imaginaire de ces médecines deux conduisait à affronter la question de la religiosité dans le traitement de la maladie. Ainsi, nos études prirent une orientation anthropologique par l'étude de certains rites initiatiques. Chacune de nos études est, d'une manière ou d'une autre, en référence avec un rite initiatique.

Cela dit, considérant le succès de la médecine traditionnelle en Afrique ce, malgré les prouesses de la médecine occidentale dans ce continent, nos travaux tentent de donner une explication à l'attachement des populations africaines à la médecine traditionnelle. La dynamique de nos recherches prend une orientation précise : retrouver **ce qui, dans les pratiques de la médecine traditionnelle, peut inspirer la médecine occidentale en vue d'améliorer ses approches thérapeutiques et inversement.**

Au regard de cette orientation, nos travaux participent de la philosophie de l'Organisation mondiale de la Santé. Rappelons à cet égard que le docteur Dorolle,

---

[7] cf. TISON (B.) : « interculturalité (interculturel dans son sens commun) », *Soins et cultures. Formation des soignants à l'approche interculturelle,* Masson, Paris, 2007, p. 29-35.

[8] BRAHIC (A) : *La science, une ambition pour la France*, Odile Jacob, Paris, 2012, p. 61-64.

premier Directeur Général Adjoint de l'OMS, souhaitait un changement de regard au sujet de la médecine traditionnelle. Il espérait que l'étude des systèmes thérapeutiques des médecines traditionnelles et de la médecine académique contribuerait à leur « enrichissement réciproque ». Il n'y a pas de doute, c'est effectivement les résultats de cet enrichissement que nous recherchons en vue de la consolidation du système de santé africain.

De notre thèse de doctorat jusqu'à nos travaux les plus récents, nos travaux argumentent dans le sens de faire en sorte que chaque système thérapeutique puisse interroger l'autre, ce, dans une vertueuse réciprocité. Qu'en est-il de notre position épistémologique au regard des rapports entre les deux médecines ?

> *Contrairement à certaines thèses qui envisagent la hiérarchisation médecine traditionnelle et médecine académique, nous ne plaidons pas pour une intégration pure et simple de la médecine traditionnelle africaine dans le système de soins occidental. Mais, sachant bien que la médecine académique s'est imposée comme norme des politiques de santé en Afrique contemporaine, nous proposons une rationalité médicale interculturelle.*

Celle-ci propose qu'en un mouvement synchrone, la médecine traditionnelle cherche à gagner en rationalité pendant que la médecine occidentale chercherait à gagner en spiritualité. La prise en compte de la spiritualité, ou alors de l'imaginaire dans, les pratiques de soins de santé devient l'allié de la médecine. C'est l'occasion de rappeler le rôle qu'a joué la religion pour le développement de la médecine en Afrique et dans le monde.

* * *

*

Nos études affrontent directement ou indirectement la problématique de la religion à travers les pratiques soignantes que nous interrogeons. Celles-ci mettent en évidence le patrimoine matériel et immatériel d'une société dont le seul mode de transmission des savoirs était l'oralité. Si la tonalité religieuse des médecines traditionnelles rend nécessaire notre investigation philosophique à travers les rites initiatiques gabonais, c'est parce que nous avons la ferme conviction que les principes scientifiques sont insuffisants pour une approche globale de la santé.

En effet, le monde initiatique renferme un ensemble d'institutions traditionnelles qui participent à la fabrication de l'homme par l'acquisition initiatique des valeurs. Celles-ci construisent les fondements d'une éthique sans laquelle l'ordre et la cohésion sociale sont impossibles. La mise en valeur de ce patrimoine ancestral pourrait permettre à la société africaine de combler son vide éthique.

On observe que les initiés sont fidèles à une morale rigoriste qui implique des sanctions très fortes. Un initié n'agit pas sans se référer aux interdits comportementaux ; son acte est avant tout un risque. Il sait ce que peut être la conséquence de son action pour un avenir immédiat ou lointain. En cela on peut parler d'une éthique responsabilité en posant la notion de risque comme élément nodal de son action.

La société moderne, en tant qu'elle est marquée par la corruption dans tous les domaines de l'activité humaine, entre en contradiction avec les fondements de la morale dans la vie de la tradition. Pour être cohérente avec la vision du monde de l'Africain, la clarification des savoirs détenus par des personnes pratiquant une forme de médecine initiatique et transmise par des initiés permet de retrouver les valeurs authentiques de la civilisation. Cependant, tout l'enjeu résulte du fait de la contradiction entre la rationalité et l'étiologie de la maladie dans la psychologie de l'Africain. Il explique sa vie en fonction d'un système de croyances qui, lui-même, est conforme au système culturel de la sorcellerie. La connaissance des mécanismes de la sorcellerie donne des explications plus complètes de la démarche de guérison et une meilleure compréhension de la problématique de la santé.

L'objectif général visé dans l'interrogation des rites initiatiques consiste à se réapproprier les valeurs transmises par les anciens en vue d'une meilleure intégration sociale des enfants devenant des adultes, donc des hommes responsables.

Comment se construisait la socialisation du jeune garçon et de la jeune fille dans la communauté traditionnelle d'antan ? Comment pouvons-nous nous servir de la démarche de certains rites initiatiques pour sortir de la crise culturelle que connaît la société africaine aujourd'hui ? Quelles sont les valeurs fondamentales véhiculées dans les milieux initiatiques et qui puissent nous permettre de fabriquer des hommes et des femmes ayant des pieds profondément enracinés dans la tradition africaine et des têtes bien enfouies dans le ciel de la modernité ?

À titre d'exemple, notre ouvrage en collaboration avec l'abbé Noël Ngwa et dont le titre est *Melan* et christianisme. Fondement de la tradition fang, a été l'occasion pour nous de penser l'identité de l'homme fang. Il s'agissait d'inviter ce dernier à vivre selon ses propres valeurs afin de sortir de la léthargie pour l'autodétermination de son être au monde. Il est question de promouvoir un réveil des consciences amenant les individus à ne pas vivre l'histoire des autres, les valeurs des autres grâces à la manifestation des valeurs qui les caractérisent profondément.

Nous avons ainsi trouvé un ensemble de valeurs qui, lorsqu'elles ne sont pas observées et vécues par les sujets, sont à l'origine des troubles sociaux. Les principes philosophiques qui manifestent la conscience d'être un Fang et qu'il convient nécessairement d'observer pour être en cohérence avec la communauté fang sont :

Le *Biere* autour duquel tourne toute sa vie ;

Le respect des ancêtres ;

Le respect de son père et de sa mère ;

Le respect de la vie ;

Le respect de l'homme ;

Le respect de la parenté ;

Le respect de la parole donnée ;

Le respect des secrets ;

Le respect des lois établies et des lois naturelles ;

Le respect de sa femme dont il faut toujours écouter les conseils ;

Le respect des biens d'autrui ;

L'éducation des enfants ;

L'honnêteté ;

La solidarité ;

L'amour pour son village et pour son pays ;

Le partage ;

La vérité, soubassement des relations dans une communauté ;

La justice ;

La valeur du travail manuel ;

Le dialogue social permanent ;

La hiérarchie dans la société au centre de laquelle sont établis les chefs ;

Le bon voisinage ;

La construction de la personnalité du Fang est fonction de l'importance de son engagement pour la préservation des valeurs précitées.

* * *

*

Les églises chrétiennes, d'importation récente[9] sont en conflit avec les religions traditionnelles de même que la médecine traditionnelle se développe à l'opposé de la médecine moderne. Et, chaque religion ayant la prétention de s'occuper du salut de ses croyants, organise ses institutions de santé selon son modèle de référence.

De même que la religion par temps de colonisation servait, d'une certaine manière, les intérêts de l'administration coloniale, de même la médecine est de nos jours au service de la politique du prince.

Nous avons, à cet effet, dénoncé l'organisation des caravanes médicales en période électorale. Pour aguicher les électeurs, l'homme politique utilise la médecine pour lancer la campagne dans son fief électoral, de sorte que même les services de santé militaires en viennent à apporter leur contribution au monarque.

c) Être chercheur

La recherche scientifique est une affaire sérieuse, aussi faut-il envisager le fondement du développement de tout pays. Conscient de cette impérieuse nécessité, il importe de penser les stratégies et les conduites de recherches en fonction des situations et des contraintes spécifiques du terrain. Le chercheur se doit donc d'être à l'écoute de ce qui fait problème dans son milieu. Ainsi, en écoutant l'Afrique, on découvre rapidement que parmi les domaines prioritaires, la santé, l'alimentation, l'environnement,

---

[9] Si l'on fait abstraction de la chrétienté éthiopienne et de la tentative malheureuse d'évangélisation du royaume du Congo à la fin du XVe siècle,

l'éducation constituent des champs d'investigation de choix. Mieux, il convient de les explorer en prenant en considération l'environnement socioculturel africain en vue de produire des connaissances susceptibles de répondre directement aux préoccupations concrètes des populations.

Prenant en compte ces dispositions, nous avons donc fait le choix de travailler sur la rationalité médicale au regard de l'importance de la question de la santé en Afrique. Mais, pour promouvoir une recherche permettant de relever le défi de la santé en Afrique, il est nécessaire de soumettre sa recherche à une méthodologie devant s'appuyer sur les conditions d'existence concrètes et réelles des hommes et des femmes qui sollicitent notre système de santé national.

Il s'agit d'un système de santé qui utilise deux types de médecines : une médecine académique occidentale et une médecine traditionnelle africaine. Quelle est la place de chacune de ces médecines dans le système de santé africain et dans la société africaine ? Quels sont leurs rapports ? Comment ces deux médecines peuvent-elles travailler ensemble dans les mêmes politiques de santé publique à l'instar des soins de santé primaires ? Ne serait-il pas plus utile de mettre en valeur les lieux d'une collaboration féconde entre les deux médecines ?

La réponse à ces questions est envisageable dans le sens de l'élaboration d'un système de santé efficient et respectueux de la spécificité de l'évolution de la société africaine. L'exigence d'un accès aux données pertinentes a pour intérêt de nous amener à éviter de plaquer sur la société africaine les modèles qui leur sont extérieurs.

Pour répondre aux préoccupations des populations africaines en matière de santé, nous avons fait le choix d'orienter notre formation universitaire européenne vers des thématiques non conventionnelles ce, en vue d'acculturer la philosophie à l'environnement de notre pays. Il nous fallait atteindre deux objectifs afin de prendre des marques pour le développement de la recherche en éthique médicale en Afrique.

Le premier a été d'établir et de développer la communication entre les détenteurs du savoir et du savoir-faire endogène. Le but est de chercher, avec les tradipraticiens et les praticiens de la santé moderne les solutions permettant une ***articulation du savoir et du savoir-faire traditionnels à la recherche conventionnelle en Afrique.*** Tel a été d'ailleurs le thème qui nous occupa toute l'année **2007. La direction de la Recherche scientifique** nous avait donné toutes les autorisations nécessaires pour établir le contact avec les instituts de recherches concerné par cette question. Ainsi **du 22 au 24 octobre 2007 nous avons discuté de** *« L'intégration rationnelle des médecines traditionnelles dans les systèmes de soins modernes en Afrique »* avec les tradipraticiens de nombreux pays d'Afrique.

Nous avons ainsi eu l'occasion d'analyser avec les tradipraticiens et les chercheurs en provenance d'autres pays d'Afrique, notamment du Maghreb, les problèmes du système de santé africain. Il nous ainsi été donné de militer en faveur des tradipraticiens afin de faire d'eux « le moyen par lequel les chercheurs accèdent à la connaissance de la culture et des savoirs endogènes ». C'est dans ce contexte que nous avons jeté les bases d'un ouvrage qui sera publié deux années plus tard aux Éditions l'Harmattan. Ouvrage dont le titre est : *Médecine et recherche publique au Gabon*[10].

Avant de présenter le contenu de cet ouvrage, nous voulons rappeler ici le contenu des rencontres qui eurent lieu. En d'autres termes, qu'avons-nous fait et dit à propos de la rationalité médicale et avec les tradipraticiens de la santé ?

Le véritable problème aura été de présenter le rôle des sciences humaines et sociales dans un contexte d'affrontements entre deux médecines qui s'excluent mutuellement dans le système de santé national. Loin de renforcer leurs oppositions, les arguments allaient en faveur de la promotion d'un dialogue des rationalités et des imaginaires. La grande recommandation qui a été faite était d'amener les praticiens de la santé à *expliquer plus afin que l'on puisse comprendre mieux.* Il a alors été nécessaire de mettre en évidence la question des frontières dans les pratiques de soins.

Il s'agit de frontières entre l'efficacité réelle et l'efficacité symbolique d'une part, et entre l'acceptable et l'inacceptable, d'autre part. Notre discours avait une portée à la fois éthique et épistémologique, car, il avait été question d'interpeller les praticiens de la santé de tout acabit. Qu'il est nécessaire d'être vigilant et chercher à bien soigner de sorte que l'acte de soin soit tout compatible aux normes de la rationalité et de la scientificité ! L'on aura par ailleurs parlé de la santé durable et non pas de santé parfaite.

La donnée importante que la rationalité médicale moderne est invitée à intégrer reste donc la dimension culturelle permettant de fonder un pluralisme épistémologique et éthique en médecine.

---

[10] MVONE-NDONG : *Médecine et recherche publique au Gabon,* L'Harmattan, Paris, 2009, 181 pages.

En ce qui concerne la recherche dans le domaine de l'anthropologie médicale, il nous a été donné de montrer que la valorisation des médecines traditionnelles, ou leur intégration dans le système de recherche publique est une démarche exigeante. Il fallait ainsi désespérer ceux des tradipraticiens qui espéraient qu'une simple attestation de participation à un séminaire ou même à un colloque organisé ou par la Recherche scientifique ou par le département de la Santé suffisait à faire d'eux des agents de santé publique.

Par contre, les uns et les autres se devaient de prendre conscience que l'intégration de la médecine traditionnelle dans le système de soins moderne devra obéir à un processus méthodologique d'identification des compétences et des tradipraticiens. Pour cela, nous revenions sur la nécessité pour le ministère de la Santé à organiser une campagne de recensement des praticiens de la médecine traditionnelle et de les classer selon leurs compétences et par rapport à la carte sanitaire nationale.

À la suite de cette première étape, il faudra mettre à l'épreuve les tradipraticiens de manière à identifier les niveaux de collaboration avec les spécialistes de la médecine moderne : qui soigne quoi et avec quel procédé ? Par ailleurs, il faudra étudier les différentes approches de la maladie chez chacun des spécialistes et les modalités de prise en charge en vigueur. Car l'efficacité d'une prise en charge de la maladie est fonction du contexte culturel, ethnographique ; les méthodes de diagnostic et de soins, les plantes médicinales obéissent à des traditions précises.

Finalement, c'est dans la mesure où l'on respectera à la fois la rationalité médicale occidentale et que l'on validera certaines démarches thérapeutiques traditionnelles que cette intégration sera possible. L'intégration de la médecine traditionnelle implique aussi la formation à la rationalité moderne de ces praticiens en vue de promouvoir la collaboration scientifique et culturelle entre eux et la médecine moderne.

I. ÉTUDE APPROFONDIE

Ce travail s'inscrit délibérément dans une ouverture prospective : quelle recherche pour le Gabon et avec quel type de collaboration entre les détenteurs des savoirs endogènes et les chercheurs pour le développement de la santé au Gabon ? Cet écrit partage avec notre thèse de doctorat un point commun : il pose la problématique de la médecine et sa rationalité au Gabon. Mais il développe et dépasse la proposition conclusive de la thèse qui consistait en l'hypothèse d'une intégration de la médecine traditionnelle à la biomédecine ou d'une autonomisation complète de la première par rapport à la seconde.

Il y a un approfondissement de la thèse parce que cet ouvrage décline la méthode qui permettrait d'atteindre les objectifs d'une collaboration entre la médecine occidentale et la médecine moderne. Il attire l'attention des tradithérapeutes qui estiment que les plantes ne présentent aucun risque en raison du fait qu'ils utilisent des produits naturels directement prélevés dans la nature afin qu'ils abandonnent des considérations naïves de leur production et s'ouvrent à la rationalité en demandant les services des pharmacologues ou des biologistes.

En démontrant que chaque composition médicamenteuse présente un degré particulier de toxicité qui, à une certaine dose de consommation, comporterait des dangers pour l'organisme, ce texte invite ces derniers à collaborer avec des toxicologues, des pharmacologues, des biologistes. Par ailleurs, il présente une analyse qui justifie le manque de visibilité de la recherche scientifique au Gabon en pointant du doigt certaines causes comme : l'absence de programmation ou d'orientation claire de la recherche, mais aussi l'insuffisance des ressources humaines compétentes et matérielles. Aussi, l'ouvrage montre que le manque de performance du système de santé gabonais serait, entre autres, relatif à la problématique de la bonne gouvernance dans la haute administration et le manque de respect de la chose publique.

Le texte revient sur l'importance de la psychologie pour un médecin qui s'engage à prendre en charge un patient en contexte socioculturel gabonais. Il affirme et développe une proposition fondamentale affirmée dans notre thèse de doctorat : en Afrique, soigner le corps d'un homme, c'est s'intéresser à toutes les dimensions de son existence.

Dès le premier chapitre, sur les neuf qui le composent, l'ouvrage commence par une analyse de la problématique de la santé qu'il ne faut pas traiter en dehors de la question de la pauvreté. Il montre que le niveau de vie du Gabonais est au-delà de ce qu'il gagne comme salaire. Il pose à cet effet la question relative aux médicaments de la rue en montrant qu'elle trouve son fondement dans le coût élevé de la vie et qu'il est nécessaire de penser aux moyens les plus efficaces qui tendraient, non pas à réduire la pauvreté, mais à la supprimer afin de permettre à tous d'exercer leur droit à la santé. Le texte montre que le pourcentage d'Africains, 80 %, selon l'Organisation mondiale de la Santé, qui fréquentent la médecine traditionnelle ne prouvent pas que cette médecine est efficace, selon certaines thèses, il s'agit plutôt d'une médecine de second recours et ouverte à des personnes économiquement faibles. Ce pourcentage correspond donc à celui de la population pauvre, celle qui ne peut accéder avec plus de facilité aux soins de santé qui requièrent une prise en charge lourde.

Le texte milite pour la clarification épistémologique de toutes les pratiques soignantes utilisées dans la médecine traditionnelle pour prendre en charge la santé des Gabonais. Nous ne renonçons pas à une expérience intellectuelle qui consiste à intégrer la médecine traditionnelle dans le système de santé publique, mais nous indiquons les conditions pour éviter d'avaliser l'irrationalité sur le terrain exigeant de la rationalité. Nous fondons donc notre préoccupation dans l'importance de l'éducation de base comme condition du déploiement de la rationalité médicale en Afrique.

Nous montrons qu'il est d'une importance capitale d'élever le niveau culturel d'une fraction considérable de praticiens de la santé, encore illettrée ou insuffisamment instruite, pour lui permettre de jouer le rôle qui lui revient dans l'espace scientifique afin de permettre un véritable partage de connaissances entre la tradition et la modernité.

L'ouvrage critique l'école et les programmes scolaires montrant ainsi que les limites et le manque de visibilité de notre recherche publique trouvent leur fondement dans la formation de la conscience de l'homme moderne. Celui-ci est plus porté, dès la maternelle vers les sciences littéraires que les mathématiques, l'informatique, raison pour laquelle l'Afrique ne peut sortir de la fracture scientifique si l'on ne réforme pas l'éducation nationale. L'une des thèses de ce texte consiste dans la nécessaire réforme de l'enseignement en vue de promouvoir les matières scientifiques dans l'école gabonaise et d'envisager une véritable recherche-développement.

2- Second objectif

Conduire des recherches appliquées sur le terrain, dans le milieu des cas de thérapeutes, pour mieux connaître les ressources de ces thérapies, mais aussi, pour engager une réflexion institutionnelle sur leur intégration, sous condition, dans la biomédecine conventionnelle d'essence scientifique. Tel est le second objectif de notre recherche. Ainsi notre activité de recherche s'inscrit dans une dynamique de recherche où les tradipraticiens, les chercheurs, les acteurs et les utilisateurs du système de santé que nous interrogeons sont appelés à participer à des programmes dont les résultats contribuent au mieux vivre des populations.

Comme *un anthropologue*, nous recueillons nos données sur le terrain gabonais auprès des tradipraticiens. Cette méthode de travail que nous appliquons aux différents thèmes[11] que nous abordons fait de nos travaux un passage en philosophie entre plusieurs types de rationalités. Elle est par conséquent un vibrant témoignage au fait que cette discipline n'est pas seulement vouée à une réflexion en chambre, mais qu'elle est apte à affronter les grands défis concrets du monde contemporain.

Une telle orientation de la réflexion philosophique devrait mettre en évidence combien le

---

[11] À savoir : le rêve ou l'importance du travail de l'inconscient en Afrique, la parole dans une démarche thérapeutique, la pureté, les interdits, l'examen de conscience dans la démarche de guérison, le pouvoir et la violence, l'intelligence, le système de la sorcellerie, le diagnostic, etc.

respect de la *diversité culturelle*[12] est essentiel pour voir aboutir tout programme de développement dans le monde. L'enjeu de notre orientation philosophique consiste dans une démarche qui devrait favoriser l'incarnation de la science (de la rationalité) dans la culture de ceux à qui la médecine académique est proposée en dehors du contexte culturel et sociologique occidental, de faire en sorte que cette médecine cesse de leur apparaître comme étrangère et qu'ils puissent s'en nourrir sans que leur imaginaire n'en soit un obstacle. Cette démarche ne peut être appréhendée, au regard des enjeux relatifs aux soins de santé primaires en Afrique, comme une espèce de vernis qui donnerait au système de soins de santé africain un aspect neuf. Cette méthode est nécessaire et vitale au point d'en être la condition du développement et de la démocratisation de la société africaine.

* * *

S'il est difficile de produire des actes pour le compte rendu de ces activités qui rassemblent les spécialistes des deux médecines et des chercheurs en sciences humaines et sociales ayant la santé pour objet, nous faisons néanmoins l'effort de revenir sur les contenus à travers certaines de nos publications. C'est le cas de notre ouvrage intitulé *Réflexions sur la philosophie du médicament et du soin.* La rationalité des remèdes traditionnels, texte publié en 2011 chez L'Harmattan.

Il s'agit d'une « réflexion synthétique fondée sur plusieurs entretiens avec des universitaires et des praticiens des médecines moderniste et traditionnelle.

---

[12] La diversité culturelle est fortement encouragée partout dans le monde depuis que la Déclaration sur la diversité culturelle a été proclamée avec acclamation à l'Unesco en 2001.

C'est la trace d'un travail abattu auprès des acteurs de la santé et des universitaires de diverses disciplines des sciences humaines et sociales. Elle porte essentiellement sur la rationalité médicale et a pour finalité de comprendre l'identité du médicament en rapport avec les imaginaires ». Dans ce texte, « nous rendons compte des réflexions de nombreux spécialistes de la philosophie, de la sociologie ou de l'anthropologie de la santé qui avaient pris part aux colloques organisés par le Centre Gabonais de Recherches en Éthique et Santé (CEGARES) entre 2006 et 2007 ».

Par des émissions télévisées, des rencontres informelles et formelles, nous provoquons des réflexions entre les praticiens de différentes médecines. Cela nous conduit à concilier une recherche universitaire théorique avec les réalités socioculturelles des Gabonais. Cette recherche illustre ainsi les intérêts de l'épistémologie critique et de l'éthique appliquée et a l'avantage d'approfondir notre connaissance anthropologique, sociologique, philosophique et métaphysique de l'homme dans la société africaine traditionnelle.

Ainsi, l'étude de la médecine traditionnelle nous aura amené sur le champ de la pédagogie traditionnelle. Par la réflexion sur les rites initiatiques et à travers la problématique de la transmission des valeurs en médecine traditionnelle, nous exhumons les principes éthiques fondamentaux qui participent à la formation de la conscience de l'Africain traditionaliste. Prenant l'exemple des Fangs nous insistons dans *Melan et Christianisme. Fondement de la tradition fang,* sur l'idée selon laquelle l'initiation est une école d'apprentissage et qu'il ne faut pas la considérer tout simplement dans son aspect thérapeutique.

La personnalité d'un peuple, c'est-à-dire, ce qui le caractérise fondamentalement, se construit sur la base d'un ensemble d'actes initiatiques acquis au cours des différentes étapes de son initiation.

S'intéresser à l'initiation, c'est tenter de comprendre l'homme à travers son développement socioculturel dans l'univers africain : en Afrique le destin se prépare et cette préparation requiert les compétences des tradithérapeutes. Les rites initiatiques ont une fonction sociale déterminante :

(…) le rite participait de la formation de l'homme dans la société traditionnelle. La pratique rituelle détermine les conduites sociales en ce sens que les initiés, selon les situations, adoptent des conduites édictées par le cercle des initiés. Selon les recommandations reçues, les initiés d'un rite déterminé se conduisent d'une manière spécifique qui les distingue des autres membres de la communauté.

L'éthique du respect de la vie qui a fait d'Albert Schweitzer l'un des précurseurs du mouvement écologique devrait trouver son fondement dans le comportement de l'initié. Car si le concept de respect est une notion essentielle dans la société traditionnelle, parce qu'il réglemente et régule les rapports entre les classes d'âge, cette éthique s'exprime dans le respect de la société et de l'environnement. Chez les initiés, la différence de sexe, le respect que l'homme doit à son prochain s'étendent à la nature.

Ce respect de la nature pose la question du sens comme préoccupation fondamentale de la démarche de soin traditionnel.

1. Le terrain

En mettant l'accent sur le respect de la diversité culturelle, notre activité scientifique nous porte à conduire des recherches appliquées sur le terrain, dans le milieu des tradithérapeutes avec organisation d'expéditions, des causeries sur les sites des tradipraticiens. Ces rencontres qui ont pour unique motivation de favoriser les relations entre les acteurs de la médecine et de la recherche favorisent l'accès des chercheurs (étudiants et coopérants) aux ressources traditionnelles donnant ainsi la possibilité de rencontrer les tradipraticiens crédibles.

Pour être le mieux possible au fait des réalités socioculturelles et en vue d'illustrer avec plus de crédit les intérêts de l'épistémologie critique et de l'éthique appliquée. Nous jugions qu'il était nécessaire de multiplier des rencontres avec les différents acteurs.

Ainsi, afin de connaître l'approche de la maladie dans la société africaine et de la confronter à d'autres, nous avons organisé du 20 au 24 avril 2006 un colloque sur l'imaginaire de la maladie. Au-delà des problématiques épistémologiques relatives aux thèmes exposés, notre grande préoccupation consistait à construire les bases d'une collaboration entre les chercheurs. Le défi consistait donc à trouver les moyens de taire les divergences institutionnelles et de les amener à travailler ensemble sur des problématiques fédératrices[13].

---

[13] Nous nous réjouissons de cette expérience. Les rencontres préparatoires se déroulaient de façon rotative entre les collaborateurs d'institutions que nous avons su mobiliser pour la circonstance. Avaient pris part à l'organisation du dudit colloque au plan national : l'Université Omar Bongo avec les Départements de philosophie, Anthropologie, l'Université des Sciences de la Santé, l'IRSH-CENAREST, IPHAMETRA-

Ainsi, avons-nous eu l'occasion de découvrir progressivement les structures de recherches scientifiques, le milieu du travail des praticiens de la santé. Ce moment de préparation d'un colloque préparait lui-même la collaboration entre chercheurs qui se découvraient, au cours de leurs entretiens, des intérêts communs. C'était en même temps un moment de formation dans la mesure où la plupart de ces institutions n'avaient jamais organisé un séminaire.

Dans une ambiance presque festive, les intérêts de ce colloque mobilisèrent la communauté scientifique locale. La direction de la recherche scientifique qui n'avait pas son fichier à jour eut ainsi l'occasion d'enregistrer les laboratoires qui ne figuraient pas encore sur ses listes. Si ce travail permettait une connaissance en profondeur du système de recherche national, on peut en même temps se réjouir de la grande ouverture qui est le fait même de cette rencontre. L'extraordinaire, ici, c'est de constater que c'est une initiative individuelle, celle d'un chercheur qui n'a aucun rôle dans l'administration centrale, qui porte le ministère de l'Enseignement supérieur et de la Recherche à la signature des partenariats avec l'extérieur. En fait, la direction de la Recherche scientifique avait profité de cette occasion pour développer des partenariats avec les universités Jean Moulin Lyon3 et l'Université de Marne-la-Vallée.

Le décloisonnement du monde scientifique gabonais a ainsi été radical, car le dialogue entre les acteurs des sciences humaines et sociales, de la

---

CENAREST, le Centre Hospitalier de Libreville (CHL), le Conseil National de l'Ordre des Médecins (CNOM), et au plan international on a pu compter avec la Faculté de Philosophie de l'Université Lyon3, l'Université de Marne-la-Vallée (France) et l'Université de Ouagadougou.

biomédecine et de différents domaines de la médecine traditionnelle avait trouvé ses bases. Au plan national, ce fut l'occasion de poser de manière radicale la question relative à la mise en place du Conseil National d'éthique.

Le colloque a été l'occasion d'identifier des personnes-ressources pouvant faire partie du Conseil National d'Éthique pour la Recherche au Gabon. Le travail avec les praticiens de la médecine traditionnelle a connu un nouveau dynamisme dans la mesure où ceux-ci se sont ouverts à la collaboration attendant que les modernes acceptent d'entrer en relation avec eux.

2. Du terrain à la publication

Au résultat, le colloque avait amené les chercheurs gabonais à attirer l'attention du politique sur les enjeux relatifs à la problématique concernant l'éthique et à l'épistémologie médicale. Il nous a ainsi était donné de poursuivre notre recherche en interrogeant la rationalité médicale occidentale et l'imaginaire des médecines traditionnelles africaines à travers **« une quête de l'éthique dans les pratiques de soins de santé gabonais ».** Dans les causeries que nous organisions à cet effet, nous insistions sur la prise en compte du rapport santé et environnement. Il nous a été donné de mesurer l'importance de l'environnement en toute démarche thérapeutique.

Dans les discussions avec les tradipraticiens, il a été donné de comprendre que les problèmes de l'environnement sont aussi ceux de la santé. La démarche de guérison ne peut donc pas ne pas prendre en considération les facteurs de risques liés à la détérioration de l'environnement du malade. Nous nous accordions donc avec nos interlocuteurs qu'il était nécessaire, pour la prise en charge psychologique des malades, de développer le modèle de l'hôpital du docteur Albert Schweitzer.

Il nous a ainsi été donné de prolonger et de procéder à l'approfondissement de certaines préoccupations formulées dans notre thèse de doctorat pour écrire notre ouvrage dont le titre est : *imaginaire de la maladie au Gabon. Approche épistémologique*[14]. Celui-ci est composé de huit chapitres qui comportent, chacun, différents niveaux de « recours à la thèse de doctorat ». Ce texte montre que la problématique de la maladie est si complexe qu'elle requiert les compétences de deux systèmes de rationalité : **celui de la vie avec la biomédecine et celui de l'existence avec la médecine traditionnelle.** Telle est, en résumé, la formule conclusive de cet ouvrage. Au-delà du colloque et de la thèse, cet ouvrage s'inscrit dans le sillage des débats organisés par le ministère de la Santé.

En fait, nous avons été associés à un projet d'élaboration des textes portant sur l'intégration de la médecine traditionnelle dans le système de santé gabonais. Mais, considérant que certains tradipraticiens qui bénéficiaient, à cette époque, d'une posture de pouvoir tant à l'université qu'au ministère de la Santé voulaient détourner le projet, nous sortions de la commission qui ne prospéra pas par la suite. *Imaginaire de la maladie au Gabon* dénonce en filigrane cette démarche et montre l'impérieuse nécessité de relever le niveau de formation des radiothérapeutes, d'une part, et de créer une véritable collaboration scientifique et culturelle entre eux et les médecins, d'autre part.

---

[14] *Imaginaire de la maladie au Gabon. Approche épistémologique*, Préface de Pierre-Marie Gontran Maka, L'Harmattan, Paris, 2007, 194 pages.

Pour nous, la promotion de la médecine traditionnelle passerait par un travail de recherche scientifique qui s'inscrit dans une dynamique de science en action. C'est surtout sur le plan de la culture qu'il importe de développer la collaboration entre la médecine traditionnelle et la médecine moderne, l'enjeu étant de construire un système de santé qui respecte l'humanité en chaque homme. Mais, la volonté de répondre à cette préoccupation exige, dans le cas du Gabon où trois médecines sont en concurrence : la médecine moderne, la médecine chinoise et la médecine traditionnelle, exige que l'on réponde à une question fondamentale. Il est question de s'interroger sur la collaboration entre la médecine traditionnelle et la médecine moderne avec la médecine chinoise.

En identifiant la complémentarité entre ces médecines, notamment entre la médecine moderne et la médecine traditionnelle, comme la solution aux problèmes de santé en Afrique, il est important de se demander s'il est nécessaire que la médecine traditionnelle suive la même trajectoire que la médecine occidentale. La scientificité de ses pratiques de guérison est-elle ce qui doit caractériser cette médecine ancestrale afin qu'elle occupe, enfin, la place qui lui revient à côté de la médecine officielle ? Faut-il que la médecine traditionnelle emprunte la même évolution et les mêmes critères de scientificité afin que la complémentarité entre les deux médecines devienne possible ?

L'ouvrage insiste alors sur l'importance des représentations de la maladie : l'idée qu'un individu se fait de sa maladie commande sa démarche de guérison, en fonction du système de référence auquel se rapportent le médecin et le patient. Tout compte fait, le patient tient aussi compte de sa situation économique et financière. A-t-il les moyens de s'offrir des soins dans telle structure de santé ou non ?

Or si le dialogue médecin-patient est déterminant pour la démarche de guérison et pour le respect de la personne malade, il faut que le développement de la médecine réponde aux attentes des populations, tant du point de vue de la santé physique que de la santé spirituelle.

Afin de répondre à cette préoccupation, l'ouvrage est une étude qui décrypte les différentes conceptions de la maladie dans l'imaginaire chez les Gabonais, il montre les différents axes de recherche (psychologique, écologique, sociologique, communautaire, économique, croyance, etc.) dont il faut tenir compte pour prendre en charge la santé d'un patient se présentant chez un médecin.

Il s'agit donc d'une étude qui propose d'interroger, dans leur pluralité, les pratiques thérapeutiques qu'il importe de confronter aux méthodes scientifiques à l'œuvre, en vue d'une élaboration profonde des politiques de santé publique pour les rendre cohérentes, avant d'avaliser la médecine traditionnelle.

** *
*

Ayant posé le problème de la maladie, il était utile de poursuivre la réflexion pour comprendre le comportement des malades, notamment en contexte de pauvreté, vis-à-vis du médicament. Quelle est leur représentation du médicament et comment font-ils pour accéder à cette réalité ? Pourquoi le médicament renferme-t-il de multiples enjeux ? En vue de penser le médicament, nous avons convié les chercheurs de plusieurs horizons épistémologiques à réfléchir sur le thème générique de « Philosophie du médicament et du fétiche[15] ». Parmi les institutions qui prirent part au débat, on note la présence d'une délégation du ministère de la Santé, des membres du Conseil National de l'Ordre des Médecins, le syndicat des pharmaciens. D'une manière tout à fait remarquable, on note la participation des universités Lyon3 et Marne-la-Vallée.

Les débats permirent de comprendre la complexité de l'objet-médicament en tant qu'il ne peut se réduire à un objet marchand. Il ne peut être réductible à une simple molécule. Il est plutôt un objet à percevoir à l'intersection de la problématique liée à science, à l'économie et la société. Ainsi il est nécessaire de penser le médicament en rapport avec des enjeux globaux et locaux.

Il s'agit probablement d'éclaircir et de chercher à élaborer les prolégomènes d'une anthropologie de l'homme complexe (corps, psychique, mental), et d'expliciter quelle idée de l'homme et de sa souffrance anime nos pratiques de soin ce, d'autant plus qu'il est question d'enrichir et de confronter les différentes conceptions du corps présentes dans les pratiques de soin. À cela s'ajoute également une manière d'articuler santé et religions autour de la dimension spirituelle de la maladie.

Ainsi, fort de la complexité de la notion de médicament, les notions d'éthique et de santé ouvraient la possibilité de s'introduire dans le champ d'une politique de la santé afin de poser des questions du type : l'accès au médicament licite, le médicament de contrefaçon. La richesse des débats nous a amenés à travailler un ouvrage qui paraissait chez l'Harmattan[16]

---

15 Du 10-11-12-13 avril 2007

16 *Réflexion sur la philosophie du médicament et du soin. La rationalité des remèdes traditionnels,* L'Harmattan, Paris, 2011, 151pages.

sous le titre : *Réflexion sur la philosophie du médicament et du soin. La rationalité des remèdes traditionnels.*

3) Troisième objectif

Le troisième objectif de nos travaux consiste à favoriser, par des initiatives scientifiques et par des participations croisées, une circulation des savoirs entre le nord et le sud et inversement.

Nos activités scientifiques permettent de transférer, dans l'environnement scientifique gabonais, de recherche appliquée, des normes de construction du savoir universitaire occidental sur les questions de la santé, de l'écologie et du développement durable en même temps que nous occasionnons le transfert vers les centres de recherches occidentaux, notamment français et allemands, des informations essentielles pour nourrir l'anthropologie médicale comparative.

Autant cette stratégie permet de transférer dans l'environnement gabonais de recherche appliquée, les normes de construction du savoir universitaire occidental sur les questions de la santé, de l'écologie et du développement durable, autant elle transfère également vers les centres de recherches français des informations essentielles pour nourrir l'anthropologie médicale comparative. Tel est l'enjeu des colloques, conférences et journées d'études que nous organisons tant à l'IRSH, au CENAREST qu'à l'Institut français.

4) L'intérêt de nos recherches

L'étude de la rationalité médicale nous engage sur une quête dont la finalité est de trouver les fondements les plus solides pour la construction d'un système de santé où rationalité technoscientifique et rationalité holistique permettraient d'envisager, pour les États africains, la possibilité de conserver un meilleur état de santé de leurs populations. Pour parvenir à cette fin, il est nécessaire de poursuivre un travail de recueil des données sur le terrain et qu'il importe d'analyser de manière à toujours jeter un regard comparatif autant sur les pratiques de la médecine moderniste que sur celles de la médecine traditionnelle.

Il s'agit de rendre compte des avancées de la recherche dans les Sciences humaines et sociales ayant pour objet la santé. Les chercheurs nationaux et internationaux se rencontrent dans un cadre, par nous conçu, pour présenter et discuter les résultats de leurs enquêtes, mais aussi de leurs études.

Il y a généralement une confrontation entre la perception des problèmes d'éthique dans les hôpitaux du système et l'expérience des experts internationaux (Gabon, France et Allemagne). Au cours des discussions de ces dernières années, un besoin s'est fait ressentir : la demande est portée sur l'élargissement de l'espace de savoir pour la diffusion de l'éthique médicale. Tout cela amène le CEGARES à travailler en étroite collaboration avec les associations de tradithérapeutes qui œuvre à l'organisation du secteur de la médecine traditionnelle. Tous ces ouvriers de la connaissance cherchent à promouvoir un pan important de la culture gabonaise et africaine en lui évitant de se laisser infester par les charlatans. On observe donc la participation d'une équipe d'universitaires particulièrement attentifs à l'évolution et à la vie desdites associations. Ils participent à tous les ateliers, les séminaires, les colloques dans le but de permettre à la médecine traditionnelle d'intégrer les projets de santé publique.

Concernant la diffusion de l'éthique et le renforcement des capacités au niveau de la médecine moderne, le CEGARES organise des colloques internationaux. Il en compte deux à son actif grâce à sa collaboration avec le Département de Philosophie de l'Université Jean Moulin Lyon3 et le Réseau Interdisciplinaire Santé, Éthique et Société (RISES) qui comprend les compétences en matière d'éthique et d'épistémologie médicale.

C'est dans cette dynamique de recherches et d'échanges scientifiques que les chercheurs se heurtent à l'absence d'une volonté politique qui ne favorise pas la construction des espaces éthiques dont le modèle le plus percutant est celui que nous trouvons à l'hôpital La Timone à Marseille (France).

Dans le même cas, il apparaît nécessaire de travailler les fondements d'une morale permettant d'élaborer un code de déontologie médical basé sur les fondements de la tradition africaine. Il est ainsi recommandé de former les Gabonais aux vertus les plus précieuses par lesquelles le système de santé africain parviendra à la promotion de l'homme.

Ces vertus sont l'intégrité et la probité, ces caractéristiques sont fondamentales pour une administration hospitalière qui veut lutter contre la corruption et la mauvaise gestion. Dans cette perspective, la recherche consiste à examiner la vie quotidienne pour débusquer ces vertus issues aussi bien de la simple éducation de base que de l'orthodoxie universitaire. Sachant que la société traverse une décadence dangereuse des valeurs cardinales, on est souvent honoré d'accueillir des personnalités des sociétés savantes, des ordres nationaux et des universitaires de haut niveau. Les différentes contributions sur ce paradigme de la bonne gouvernance reposent sur le triptyque : collégialité, transparence et compétence. C'est sur cette base que les chercheurs exposent des contributions qui participent à l'élargissement d'un espace pour la diffusion des connaissances.

Rappelant à cet effet que la recherche en santé a fait l'objet de développements importants au cours de ces années qui nous séparent maintenant de la date de notre soutenance de thèse (06 juin 2005) entre notre université d'origine (Lyon3), l'Université gabonaise, celle de Ouagadougou et de Tübingen. C'est ainsi qu'est né sous notre instigation, conformément au vœu formulé par nous à la page 407 de notre thèse, un groupement d'intérêt scientifique constitué par les chercheurs du Centre National de Recherches Scientifiques et Technologiques (CENAREST), les administrateurs de la santé du ministère concerné, des enseignants-chercheurs de l'UOB, les praticiens des hôpitaux gabonais, le Conseil National de l'Ordre des Médecins du Gabon, les Chercheurs de l'Institut Philosophique de Lyon.

L'intérêt de nos rencontres scientifiques vise à favoriser, par des discussions portant sur les différentes pratiques de soins des médecines moderne et traditionnelle, à la construction d'un système de santé reposant sur la symétrie des deux pôles dominants du système de santé gabonais. L'un est orienté vers la rationalité technoscientifique alors que l'autre repose essentiellement sur une spiritualité conforme à l'imaginaire négro-africain. Cette recherche consiste à penser que la promotion de la santé en Afrique est une exigence qui consiste à ne pas se contenter d'une solution d'intégration de la médecine traditionnelle à la biomédecine en rejetant ce qui relève de l'irrationnel, mais qu'il faut également ouvrir la biomédecine à la spiritualité, donc à l'imaginaire.

Cette recherche va dans le sens de la valorisation du patrimoine culturel mondial que représentent les médecines traditionnelles. Cette démarche est conforme à la politique que mène l'OMS pour que la société africaine évite d'approcher la médecine uniquement en fonction du modèle des sciences positives. Cette recherche se fait dans un contexte d'augmentation des périls en rapport avec le multiculturalisme.

En fait, depuis la publication de notre ouvrage *imaginaire de la maladie au Gabon,* ouvrage qui fait suite à la tenue du colloque inaugural des activités scientifique du CEGARES, notre réflexion d'épistémologue et d'éthicien porte essentiellement sur les pratiques que la société gabonaise met en place en vue de donner le maximum de chances à l'individu. Par quel processus prend-on conjointement en compte les faits biologiques, les déterminants psychologiques, sociaux, géographiques, économiques et culturels pour offrir à un malade un meilleur état de santé souhaité par lui ?

La réponse à cette question paraît complexe dans la mesure où la maladie affecte un sujet dans ses capacités physiques, dans son inscription individuelle et sociale. Mieux, il convient de tenir compte du fait que toute démarche sérieuse de guérison renvoie à un univers de signification déterminant chez la personne vulnérable. De ce fait, il est question de comprendre en profondeur l'attitude de la personne malade en interrogeant, notamment, les relations entre le système de santé et la société qui le prennent en charge. Quelle est la dimension sociale qui résulte du fait des problèmes économiques, sociaux et politiques qui surgissent lorsque le malade prend la décision d'aller se faire soigner ou en médecine traditionnelle ou en médecine moderne ?

Les différentes discussions dont on trouvera les conclusions dans nos écrits et discours ont pour ambition de développer, dans le monde de la recherche et de la formation, au niveau des instituts de recherche et de formation du personnel de la santé, mais aussi des laboratoires de recherches relevant du Ministère de la Recherche, de l'Enseignement supérieur, mais aussi au niveau des Hôpitaux du système de santé gabonais, une tradition de volonté d'interdisciplinarité dont le CEGARES constitue le cadre d'expression.

On s'attend à ce que l'État gabonais renforce la recherche en épistémologie et en éthique médicale par la reconnaissance d'utilité publique de cet espace de savoir qui devra permettre la mise en place des formations, dont la finalité, est d'améliorer le rendement des praticiens de la santé. Cette initiative a pour intérêt de permettre aux chercheurs des Sciences humaines et sociales de mettre à la disposition des praticiens et des décideurs des outils permettant de mieux lutter contre la pauvreté et d'améliorer l'environnement de l'hôpital.

Nous apportons, dans cette perspective, notre contribution philosophique dans un débat international particulièrement actif depuis 1948, date à laquelle la communauté internationale s'est dotée d'une définition universelle de la santé. Il ne s'agit pas seulement d'emboîter le pas au Dr Dorolle, premier Directeur adjoint de l'Organisation mondiale de la Santé (OMS), qui entendait sortir les médecines traditionnelles du mépris dans lequel les tenaient les sociétés industrialisées, mais de parvenir effectivement à jeter les bases d'une véritable collaboration scientifique entre les modernistes rationalistes et les traditionalistes dans le domaine du soin.

La connaissance approfondie de la société traditionnelle devrait nous fournir les moyens de sortir de la crise des systèmes de santé aussi bien dans les pays d'Afrique que dans les pays développés et en émergence.

Il est certain que les seules réponses techniques et scientifiques sont aujourd'hui insuffisantes ; la médecine sollicite un regard inter et pluridisciplinaire sur le soin, l'hôpital, la médicalisation et les politiques de santé publique.

À cet effet, notre démarche a été de tenter, depuis 2006, à travers les colloques, les séminaires et les ateliers que nous organisons à partir de notre centre de recherche qui, lui-même, travaille sur la thématique « éthique et santé », de croiser les méthodes, les questions, les résultats de différentes disciplines relevant des sciences humaines et sociales ayant la santé pour objet. Depuis cette date, sur le site du Commissariat général du CENAREST et sur celui du Collège Supérieur Jean Moulin à Libreville, plusieurs activités ont eu lieu (colloques, ateliers et séminaires) et donnèrent lieu à des échanges entre les spécialistes des médecines moderne et traditionnelle, des philosophes de la médecine, des anthropologues, des géographes et des historiens.

Les différentes discussions tournent autour de la démesure de la médecine technologique, sur une interrogation qui porte sur l'histoire de l'expansion de la rationalité médicale occidentale et surtout sur la nécessité d'un dialogue exigeant entre cette médecine moderniste et d'autres traditions médicales : la médecine de culture africaine, la médecine chinoise, les prières de guérison. Les chercheurs, autour de ces questions, discutent des défis épistémologiques de la médecine, de la biologie, mais aussi de l'usage des nouvelles technologies dans le domaine de la santé. On note, à cet effet, un nombre important de contradictions pour le développement de la médecine expansionniste, moderniste et occidentale au regard des pesanteurs qui sont relatives à la mentalité des hommes politiques gabonais.

Le contexte social africain est tel que le système politique et économique est si favorable à la corruption qu'il n'est pas possible aux citoyens de développer leurs talents à cause des détournements de financements. On est dans un contexte où il est particulièrement difficile pour les praticiens de la santé : des médecins, des infirmiers ou infirmières, des sages-femmes et des techniciens de la santé de développer leurs compétences.

Les administrateurs de crédits utilisent les budgets alloués aux hôpitaux pour l'approvisionnement en produit cosmétique pour entretenir parents, amies et connaissances : « Que vous soyez à Libreville ou à l'intérieur du pays, la problématique du sous-équipement se pose de la même manière à tel point que les praticiens ne peuvent pas poser certains gestes médicaux en toute sécurité et avec sérénité parce qu'ils évitent de mettre en danger la vie des patients ».

Notre activité de recherche nous amène à solliciter une réforme du système de santé nationale basée sur les principes de la bonne gouvernance. Cela permet d'indiquer la nécessité d'articuler les questions de l'éthique et de la santé publique en s'appuyant sur les fondements de la tradition gabonaise et sur les exigences de la modernité.

La méthodologie

La santé fait, pour l'Afrique et pour le monde entier, l'objet d'une interrogation philosophique parce qu'elle invite à penser l'homme et les stratégies qu'il met en place pour résister à la maladie et à la mort. Notre travail de philosophe a été de réfléchir sur les fondements des médecines modernistes et traditionnelles en les confrontant en vue de rationaliser la démarche des tradithérapeutes et envisager leur intégration dans le système de santé gabonais.

L'étude, à travers nos ouvrages, porte sur la caractéristique essentielle de la méthode scientifique de cette médecine traditionnelle qui nous laisse découvrir que ses praticiens utilisent une méthode de travail clinique comparable à celle de la médecine conventionnelle.

Cette méthode suit un cheminement, toujours le même, allant du diagnostic étiologique au traitement selon un mode d'apprentissage conforme à l'école traditionnelle. Contrairement à l'école occidentale où la formation de la conscience passe des études primaires, secondaires et universitaires pour l'acquisition des connaissances de type rationaliste, instrumentalisée par la raison critique, la démarche des tradithérapeutes passe par l'initiation aux secrets de la nature.

Ce mode d'apprentissage se déroule lors de cérémonies, des veillées pour l'acquisition de connaissances sacrées. L'individu est toujours tourné vers la communauté, l'environnement local, universel et cosmique : connaissance multidirectionnelle, multidimensionnelle. On note bien que les tradithérapeutes appliquent la loi scientifique de « cause à effet » dans leurs pratiques thérapeutiques qui, du reste, puisent leur force dans leurs coutumes, leur environnement et leurs croyances.

Nous nous réjouissons que l'exercice de la médecine tende actuellement au respect de l'approche globale de la guérison et de la santé : c'est désormais l'orientation de la formation des infirmiers à l'École National de Formation en Action Sociale et Sanitaire (INFASS) à Libreville. On est désormais conscient qu'une pratique médicale désincarnée, coupée de la réalité culturelle, ne peut, en effet, produire des résultats efficients dans la société africaine.

Dans ce sens Bernard Ugeux, dans son ouvrage, *Guérir à tout prix ?* affirmait que la médecine occidentale devrait prendre en compte la dimension spirituelle de l'homme. Car, comme il faut le souligner, dans les cultures traditionnelles africaines, notamment, chez les Bantous, la médecine relève du domaine du sacré. Rappelons donc que le système de santé gabonais se construit sur la base de trois piliers, à savoir : les valeurs traditionnelles, politiques et économiques. De ce point de vue, la médecine traditionnelle comporte un intérêt majeur pour la philosophie, cet intérêt prend quatre aspects, à savoir : sociologique, épistémologique, économique et politique.

Au plan sociologique, il s'agit d'utiliser la médecine dans une dynamique de recherche qui vise l'accessibilité des populations aux soins de santé dans un contexte de lutte contre la pauvreté. Nous proposons « la structuration des centres de santé ou hospitaliers afin d'éviter une injustice quant à leur organisation interne, mais aussi pour ce qui est de la gestion des ressources humaines, matérielles et financières ». Il est important qu'on lutte contre le désordre en structurant tous les services de santé selon leurs besoins et leur finalité.

Au plan économique, il est plutôt question de s'interroger sur le coût des soins de santé en réfléchissant sur la mise en place des offres de soins.

Nous invitons le gouvernement de la République à promouvoir une recherche-développement dont la finalité est de relever le défi consistant à amener la quasi-totalité des Gabonais à se doter des moyens rationnels permettant de défendre « ce bien le plus précieux qu'est la santé ». L'État a l'obligation de doter les acteurs de la médecine préventive, de la médecine curative, de la médecine réhabilitatrice des moyens qui promeuvent la santé de toute la population et au niveau de toutes les couches sociales.

Cela signifie qu'il faut de la volonté politique pour que l'on arrive à développer un service public dont la finalité est de sortir de l'hospitalo-centrisme. Car, si les droits de l'homme et du citoyen posent la santé comme un impératif dans tout pays dit démocratique, cela signifie qu'il faut démocratiser l'accès aux soins. Il faut que, même à Milon-si ou à Avéa et autres quartiers enclavés de Libreville, les citoyens puissent se soigner sans être obligés de se rendre au Centre Hospitalier de Libreville (CHL). Dans cette perspective, on pourra relancer la politique des soins de santé primaires, une stratégie de politique de soins de santé abandonnée par le Gabon a depuis plusieurs années. C'est grâce à cette politique que la philosophie pourra soutenir les projets de l'OMS et du Ministère de la Santé publique.

En considérant la complexité de l'approche de l'homme dans la culture africaine et la démarche du traitement de la maladie en médecine africaine, on a à l'idée de ne pas nous éloigner du champ de la philosophie. Car, traiter un malade, ce n'est pas seulement le soigner, le soulager ou le guérir physiquement. Il s'agit également de suivre son évolution en tenant compte des représentations de la maladie dans la société africaine.

Dans cette perspective, la médecine n'est plus seulement un ensemble de connaissances nécessaires à la lutte contre les calamités envoyées par les dieux, en fait, par sa configuration moderne elle se présente comme la protectrice du potentiel de santé individuel et conseillère au niveau collectif. C'est cette orientation qui donne tout son sens aux politiques de santé publique que tout gouvernement de la République peut concevoir au bénéfice de ses populations. Nous avons d'ailleurs proposé de redonner toute sa valeur au Conseil des sages, institution traditionnelle, qui peut participer avec plus de bonheur à la diffusion de l'information sanitaire en période de crise.

Nous nous accordons donc avec Jean-Jacques Wunenburger pour reconnaître le rapprochement entre les deux disciplines, la philosophie et la médecine, surtout si la médecine vise le bien-être total de l'homme comme le veut l'Organisation mondiale de la Santé. Cet aspect qui fait de la philosophie une médecine est déjà très présent chez les stoïciens où l'exercice de la philosophie est une amélioration de sa propre âme, ce qui est la même chose dans la médecine traditionnelle.

De même que chez les stoïciens, la démarche philosophique qui sous-tend les pratiques soignantes de cette médecine nous la laisse comprendre comme une « psychagogie », c'est-à-dire une conduite de l'âme humaine. Il est surprenant de voir qu'au début de tout traitement en médecine traditionnelle, le tradithérapeute ne s'intéresse pas premièrement au corps, mais à l'âme. Sans faire de Sénèque un tradithérapeute de la médecine initiatique gabonaise, on note néanmoins qu'il commence souvent par décrire les symptômes de l'âme agitée, troublée ou passionnée, inquiète, avant de proposer les remèdes :

> *Souviens-toi donc si tu crois libre ce qui par nature est servile, et propre à toi ce qui t'est étranger, tu seras entravé, affligé, troublé, et tu t'en prendras aux Dieux et aux hommes. Mais, si tu crois tien cela seul qui est tien et étranger ce*

qui t'est en effet étranger, nul ne peut jamais te contraindre, nul ne t'entravera ; tu ne t'en prendras à personne, tu n'accuseras personne, tu ne feras rien malgré toi ; nul ne te nuira ; tu n'auras pas d'ennemi, car tu ne souffriras rien de nuisible.

Ce texte montre effectivement comment l'exercice de la philosophie demeure effectivement une médecine de l'âme, donc des maladies psychosomatiques. Telle est la médecine qui vise le bonheur en tant qu'absence de troubles. Cette perspective échappe naturellement au domaine de la maladie comme dysfonctionnement de l'organisme puisque la problématique de la santé comme bonheur intéresse des domaines aussi divers que l'économie, la pauvreté, le logement et autre.

Mais si nous considérons cette orientation de l'OMS, la production du bien-être physique, psychique et social implique sincèrement que l'on renforce la médecine occidentale par des pratiques de la médecine traditionnelle. Bien plus, si l'on considère la médecine comme l'action de : « conseiller correctement (avec compétence) les patients en particulier et la population en général pour leur permettre de maintenir ou d'améliorer, dans un cadre logiquement acceptable, les composantes de santé susceptibles d'affecter la quantité et la qualité de leur vie (leur potentiel de santé) », alors l'incorporation de la médecine traditionnelle dans le système de santé moderne est cohérente avec la politique de santé de l'OMS du point de vue de ses compétences au niveau de la prise en charge psychologique du malade.

Nous aurons, dans cette perspective, une médecine conforme à la culture africaine. Le symptôme ne sera plus considéré seulement comme l'expression d'un organe malade, mais comme un langage qui situe le praticien dans le monde du patient ; la démarche de guérison ne sera plus une simple démarche mécanique puisque chacun aura conscience qu'elle comporte toujours une dimension métaphysique traduite par la symptomatologie. Il est possible, à cet effet que la démarche de guérison concerne la personne malade ce qui la rapproche du mode de pensée qui caractérise la psychanalyse chez Freud et chez Tobie Nathan pour qui :

La psychanalyse s'est sans cesse battue pour faire admettre qu'un symptôme était la propriété d'une personne, allant même jusqu'à prétendre qu'il était une sorte de marque de fabrique, comme si la personne tout entière était contenue, sous forme condensée, dans le seul symptôme.

Il n'est pas possible de distinguer le sujet malade de la maladie dont il souffre, d'où cette philosophie du soin qui situe le patient au cœur de la relation soignant-soigné. L'un des enjeux de cette relation consiste dans l'asymétrie entre les professionnels qui ont une connaissance et une expérience et le patient. Cette asymétrie des connaissances et d'expériences entre médecin et patient est un défi à surmonter pour instaurer un mode de dialogue qui prend en compte toutes les valeurs permettant de limiter les inconvénients de représentations obscures et parfois fantasmatiques. La problématique de l'asymétrie nous laisse ainsi observer que le traitement de la maladie ne vise plus la simple guérison physique. Il permet, en raison de la pertinence des analyses, une plus grande connaissance du patient qui se découvre à lui-même à travers son traitement. Dans cette perspective, la médecine sera envisagée comme un ensemble de pratiques permettant au soignant de faire le tour de son malade afin de mieux le servir.

Il est question, finalement, d'introduire dans la démarche de guérison une dimension d'intériorité permettant d'envisager une approche plus globale du soin. Qui est cet homme qui se présente au médecin pour un souci de santé ? La réponse à une telle question ne peut envisager une approche des soins totalement impersonnelle ; le soignant approchera désormais le patient intérieurement, à partir de ce qu'il est, c'est-à-dire, un individu ayant ses propres représentations de la santé et de la maladie.

a) L'interculturalité

L'Afrique offre à la rationalité médicale une nouvelle chance de développer une approche de la médecine qui intègre dans les démarches modernes de la guérison une approche globale (« holistique ») de la santé et de la maladie. Dans la société gabonaise, la médecine ne peut finalement pas se déterminer uniquement « selon le modèle des sciences positives, expérimentales et matérialistes, qui se démarquent d'un questionnement philosophique ou religieux », car la vision du monde ne peut se départir de la pratique des soins de santé. Les médecins africains continueraient donc à pratiquer une médecine qui doit son efficacité à l'usage des sciences mathématiques et de la physique moderne, la technologie de l'imagerie médicale. L'Afrique n'a pas du tout intérêt à ne pas profiter des résultats remarquables qui ont amélioré l'espérance de vie dans le monde occidental.

Si nous invitons les praticiens africains à intégrer la culture dans la pratique de soins de santé, ce n'est pas pour faire injure à la rationalité médicale occidentale, il s'agit de répondre à une demande qui s'exprime au plan international. Celle-ci est exprimée tant en Europe du Nord qu'en Amérique du Nord donc, que dans les pays d'Afrique : beaucoup de malades n'acceptent plus « d'être traités uniquement au niveau des symptômes physiques ».

b) Culture et colloque singulier

En conséquence une formation trop technicisée ne peut trouver un accueil très favorable auprès de toutes les populations de malades qui demandent à ce que la donne métaphysique chez l'homme soit respectée. Nous avons là la raison pour laquelle : « Les Africains ont longtemps dédaigné ou boudé la médecine européenne ; ce n'est que peu à peu que celle-ci s'était imposée grâce à la contribution des Missionnaires ». Nous devons aujourd'hui dépasser cette opposition entre la médecine scientifique et la culture par l'éducation des populations. L'État devrait viser le changement des mentalités en éduquant le peuple afin que chacun puisse connaître ses droits et ses limites. Car, aucune avancée en faveur du développement de la santé au Gabon ne peut intervenir sans la formation des consciences.

Le problème consiste à s'interroger sur la possibilité pour la société moderne de produire une médecine qui fonctionnerait sur la base des deux modes de connaissances, à savoir : la rationalité et l'imaginaire. Cette perspective de recherche est justifiée si l'on analyse avec plus de rigueur le contexte socioculturel, politique et économique de l'évolution des pays africains qui naviguent entre la misère et la commisération en raison de la pauvreté galopante.

La solution la plus intelligente, à notre avis, pour sortir des miasmes morbides de notre système de santé ne consiste pas à mimer un mode de gestion conforme au modèle de l'information, des communications, de la thermodynamique et des autres sciences et techniques modernes. Nous pensons que l'entrée des pratiques soignantes de la médecine traditionnelle dans la modernité est un impératif, un passage obligé pour le développement de l'Afrique.

Mais il est surtout question d'une démarche prudente conforme à l'orientation d'Alioune Diop. Pour celui-ci :

> *(...), l'apport massif en Afrique de techniques et de concepts scientifiques s'accompagnera utilement de prudence vigilante que requiert la situation de nos peuples. Il serait vain en effet de solliciter leur concours pour développer leur pays et leur civilisation, si l'on prend d'abord le soin de traduire les concepts et les connaissances scientifiques dans leur langage et leur rationalité culturelle.*

Il faut alors construire les possibilités qui doivent favoriser les conditions de possibilité permettant de mettre en valeur le savoir-faire endogène en fonction des exigences de la modernité. On évitera, dans cette perspective, que ne s'impose une forme standardisée de médecine au mépris des autres qui sont tout aussi capables d'apporter des solutions à la problématique de la maladie et de la souffrance. La recherche doit, au contraire, encourager le libre développement de toutes les formes de médecines distinctes et originales. Cette perspective se justifie par l'importance du multiculturalisme qu'on observe dans la société africaine.

Nous n'avons jamais cessé d'apprendre à nos étudiants en médecine que la médecine moderniste et expansionniste occidentale ne peut avoir un développement heureux en Afrique si ses praticiens ne font aucun effort pour maîtriser les cultures autochtones. La médecine traditionnelle a donc une portée politique si tant est qu'elle participe du respect des us et des coutumes qu'il importe de prendre en considération.

La maladie apparaît généralement comme résultante du manque d'observation des interdits sociaux ou alimentaires. La maladie apparaît comme la conséquence de représailles diligentées par des esprits en direction d'un contrevenant. Les initiés considèrent que le corps est fragilisé à partir des affections spirituelles rendues possibles par le manque d'observation des lois de la nature qui sont à l'origine des troubles pathologiques à connotation psychopathologique.

Il est donc certain que l'intégration des cultures autochtones et autonomes dans les pratiques de soins de la médecine occidentale rendrait les politiques de santé publique plus efficaces en Afrique. Le médecin saura parler avec le patient en raison de la connaissance qu'il a de sa culture. C'est donc une erreur que de vouloir ignorer complètement les acquis de la tradition et les problèmes sociaux qui déterminent le mode d'existence de la population qui demande les soins de santé. Depuis les premières pages de notre thèse de doctorat en philosophie jusqu'à nos travaux les plus récents, nous affirmons la volonté de marquer une collaboration entre les deux médecines afin que l'on intègre la culture dans la formation des soignants modernes.

Nous avons alors travaillé pour la promotion de l'enseignement des sciences humaines et sociales, d'abord au niveau de la faculté de médecine et des sciences de la santé pour la formation des médecins, des sages-femmes et des techniciens supérieurs en biologie. Nous avons, à la suite de cela travaillé pour l'introduction de la philosophie de la médecine dans les programmes de formation des infirmiers d'État à l'Institut National de Formation et d'Action Sanitaire (INFASS). Le plus important est de rappeler que depuis la création de l'Université gabonaise en 1970, la nécessité de l'enseignement des sciences humaines chez les praticiens de la santé n'a jamais inspiré un responsable pédagogique de l'université gabonaise avant notre retour au Gabon.

Ce n'est qu'ainsi que l'on participe à la construction d'un système de santé correspondant, comme le dit Claudine Brelet, à la « conception, weltanschauung, qu'une population se fait de l'univers et de la place qu'elle y occupe, et donc de la relation qu'elle entretient avec son système thérapeutique ». On amène le soignant à respecter « la valeur qu'elle accorde à la maladie et à la souffrance, la traduction qu'elle donne de leurs symptômes, la conception qu'elle se fait de la mort et la fonction qu'elle attribue au thérapeute ». La considération de la vision du monde dans la prise en charge du patient est une marque de respect de la dignité humaine dans la personne de celui-ci.

c) L'herméneutique et l'inculturation

Dans *Bwiti et christianisme,* nous annoncions la mise en œuvre d'autres travaux sur les rites initiatiques gabonais, ce que nous confirmions dans *Melan et Christianisme*. Nous pensons que, l'interprétation des mythes et l'étude des rites initiatiques des peuples du Gabon, permettrait une meilleure saisie et compréhension de l'identité culturelle gabonaise. L'herméneutique nous apparaît donc comme une sorte de réappropriation des valeurs.

Si Raponda-Walker a exposé les rites et pratiques culturelles des peuples du Gabon, il nous est malheureusement donné de constater qu'un travail épistémologique considérable n'a pas été fait dans ce domaine. Ses ouvrages sur la culture gabonaise, qu'il s'agisse des *Contes du Gabon* ou *Rites et croyances des peuples du Gabo*n, permettent de retrouver l'histoire sociale et culturelle des populations qui composent la nation gabonaise.

Mais il est à présent question d'analyser à nouveau et avec de nouveaux instruments scientifiques ces pratiques qui portent sur certains types de sacrifices humains, des funérailles, des complaintes et chants funèbres. Par cette méthode herméneutique, nous arriverons à saisir le sens que l'homme qui fréquente la médecine traditionnelle donne à son existence.

L'étude des Contes du Gabon, des mythes et rites initiatiques, livre une explication fondamentale sur la nature des phénomènes et des relations que les hommes entretiennent entre eux dans l'univers culturel gabonais. Ce travail préalable mené par André Raponda-Walker mérite un approfondissement dans la perspective de l'inculturation. En inscrivant une bonne partie de nos recherches dans la dynamique de l'inculturation, nous engageons une réflexion qui pose la médecine comme une science connexe à la philosophie, à la théologie, mais dont la finalité consiste en la connaissance de soi. La connaissance de ce que l'on est dans la nature et dans la société est primordiale pour l'individu qui veut grandir en sagesse et en intelligence.

La démarche que nous appliquons à nos recherches consiste à favoriser l'incarnation de la médecine occidentale dans la culture de ceux à qui les soins de santé sont proposés. Il s'agit de faire en sorte que la médecine occidentale ne leur apparaisse plus comme étrangère et qu'ils puissent s'en nourrir. Notre recherche participe alors de la clarification des fondements anthropologiques, philosophiques et théologiques de la culture gabonaise à travers les pratiques de soin de la médecine traditionnelle. Cette démarche vise à nourrir la recherche en anthropologie culturelle et surtout théologique en vue d'une confrontation rigoureuse entre le projet d'évangélisation des peuples et la vie concrète des populations gabonaises.

D'une manière concrète, la méthode de travail que nous avons utilisée pour la rédaction de nos travaux consiste à aller à la rencontre des praticiens de la culture afin d'amorcer une discussion, la confrontation entre la tradition et les valeurs de la modernité. Il est besoin de confronter le savoir traditionnel des praticiens aux exigences rationnelles par rapport à la demande de la population candidate à l'initiation. Cette démarche amène à comprendre la vie concrète des populations africaines, notamment gabonaise.

Nous sommes persuadés qu'une connaissance approfondie des cercles initiatiques de la médecine traditionnelle fournirait de meilleurs renseignements sur la vie politique, économique et sociale du pays. D'où l'importance du développement des études herméneutiques sur les réalités initiatiques. Cet investissement des intelligences permettrait de dégager les modes de gestion économique et de comprendre comment juguler les tensions sociales, puisque l'écrasante majorité des Gabonais se reconnaît dans les principes directeurs des rites.

Considérant que la culture est la mamelle inépuisable à partir de laquelle nous recevons la vie, notre étude a pour ambition de permettre la clarification de toutes les pratiques que nous rencontrons dans le pays. Aussi, notre recherche obéit à un objectif général : sauvegarder les valeurs contenues dans les pratiques rituelles qui constituent, pour un moment encore, l'un des piliers de notre héritage culturel.

En définitive, l'étude des rites initiatiques gabonais laisse découvrir la philosophie sous-jacente à toute pratique socioculturelle africaine, notamment gabonaise. Comme le précise André Raponda-Walker, « toute société est sous-tendue par une "disposition régulière" des personnes et des choses fondées sur une conception du monde particulière » et qui permet de comprendre le sens de ses manifestations culturelles. La production des rites, des mythes et légendes qui jouent un rôle fondamental dans la prise en charge du patient à initier, est ainsi déterminée par une philosophie qui montre que le monde est animé par des forces. Les rites structurent la conscience sociale et soutiennent la dimension psychoaffective de l'homme dans une société où toute maladie est perçue comme étant psychosomatique.

La démarche initiatique des rites étudiés met en valeur des pratiques de soins dont le sens suppose un cadre de pensée rigoureusement structuré. Les rapports entre les hommes et les femmes dans la société gabonaise sont donc fonction des valeurs développées dans les cercles initiatiques.

Ce qui est préoccupant, c'est la question du sens de la maladie en tant qu'elle exige, pour son interprétation, une approche interdisciplinaire : théologiques, anthropologiques et psychanalytiques des pratiques soignantes. Cette problématique du sens de l'existence pour un sujet malade en tant qu'elle est fondamentale pour la guérison nous invite à répondre à la question : « que voit l'initié ? »

CONDITIONS DU DIALOGUE

1— Un système d'approche complémentaire

Le défi actuel du système de santé africain, c'est de parvenir à penser la complémentarité entre médecine traditionnelle et médecine occidentale. Tel est l'axe de l'évolution vers lequel doit tendre la collaboration entre les deux médecines. Mais, faut-il nécessairement que la médecine traditionnelle suive la même trajectoire que celle de la médecine occidentale depuis Claude Bernard ? Devrait-elle fonctionner selon les critères exclusifs de la médecine officielle pour qu'elle occupe enfin la place qui lui revient dans les politiques de santé publique en Afrique ?

Il n'est pas besoin de remettre en cause la rigueur observée dans les pratiques de la médecine traditionnelle sous le prétexte qu'elle n'est pas scientifique. Toutefois, on observe que les pratiques magico-religieuses nous ouvrent sur une médecine initiatique dont les principes sont contradictoires à ceux de la médecine technoscientifique. Si la médecine traditionnelle se détermine à n'être qu'une *pratique magico-religieuse* de soin, alors la complémentarité avec la médecine occidentale est impossible.

Or, si l'on privilégie la démarche scientifique dans le traitement de la maladie, alors on court le risque d'une hiérarchisation des systèmes thérapeutiques. La médecine traditionnelle, parce qu'elle fonctionne sur le mode de connaissance de l'imaginaire occuperait un stade inférieur. Tout le problème consiste à se poser la question du développement de la médecine traditionnelle. Sur la base de quels critères son développement est-il envisageable ? La difficulté se localise sur le postulat de la foi dans le traitement de la maladie.

2) Dieu dans le traitement

La médecine occidentale n'étant qu'un pan de la culture occidentale, il faut retenir que cette culture a fait le choix du réductionnisme en excluant Dieu de son champ d'investigation scientifique. Or, en médecine traditionnelle, Dieu est le fondement de toutes nos démarches de guérison et la prise en charge du malade est fonction de l'environnement. Il est inutile de se demander s'il s'agit d'un polythéisme ou d'un monothéisme, car, il faut tout simplement préciser qu'il s'agit d'un monothéisme.

Dans la tradition africaine, l'homme n'est jamais seul en face d'un Dieu froid et indifférent. Il est en communication existentielle avec un Dieu immanent et transcendant et dont l'immanence est la transcendance même. Cette immanence de Dieu explique aisément la tonalité religieuse de cette médecine qui se présente elle-même comme une réponse aux préoccupations et sollicitations des groupes humains qui recourent à elle.

Nous sommes donc tenus de considérer l'importance de la parole, le souffle, dans la médecine traditionnelle pour nous imprégner de l'importance de Dieu dans cette médecine.

Pour les Fangs, il est question d'un Dieu unique qui n'admet pas d'équivalent et ce Dieu n'est pas innommable, il a un nom. Il s'appelle Eyô. Au commencement, il était le seul être à être :

> *Eyô est le seul être. Il est le seul être. Il est seul. La vie, la lumière sont en lui. Il en jouit seul. Tout, autour de lui, est néant. Il n'y a pas de tam ou éyong (temps) ni*

d'évuigne ou lamé (espace) ni de megnoung (matière). Il est seul et seul. Mais il est. Il est hors de tam, de lamé et de megnoung. Tout se réduit à lui[17].

Dieu à qui le tradipraticien confie son patient et à qui il s'adresse, est cet être qui est la source première de toute vie et de tout moyen vital. Il est l'être de l'origine, le sujet agissant, le terme et jamais l'objet second d'une action : Dieu est toujours sujet, la cause qui ne dépend de rien. Cela signifie que Dieu est le véritable médecin et qu'il est même le médicament.

Pour les anciens et maîtres des rites initiatiques, Dieu est « la plénitude même de l'être ». Cela dit, dans son ouvrage, *Philosophie bantoue,* Tempels le présente comme le sublime être qui se trouve au-dessus de tout. Il écrit à cet effet : « par-dessus toute force est Dieu, Esprit et Créateur, le *mwine bukomo bwandi*, celui qui a la force, la puissance par lui-même.

Il donne l'existence, la subsistance et l'accroissement aux autres forces. Vis-à-vis des autres forces, il est « celui qui accroît la force[18] ». Il est donc certain, dans l'esprit de l'homme de la tradition, que tout ce qui existe est le fait de la manifestation de sa volonté (*ayiri, avang, bemâ*), de la puissance (*eyini, ngul, fam*) de son intelligence (*ossimann, nkeeh, akeng*) et de sa connaissance (*ayem, nyéman*[19]).

En langage scolastique, on dira que, pour le Bantou, Dieu est la cause efficiente première de l'être. Il est le transcendant. Pour bien saisir cette transcendance, les Bantu en parlent comme d'un Être suprême, « Principe non-principe ». Dieu est invoqué dans les pratiques des soins de santé comme le

---

[17] NDONG NDOUTOUMOU : *Le Mvett. L'homme, la mort et l'immortalité,* L'Harmattan, Paris, 1993, p.23.

[18] TEMPELS (PL.) : *Philosophie bantoue,* Présence Africaine, Paris, 1965, p. 42.

[19] Ces mots sont en langue fang.

Participable imparticipé, le principe non-principe de tout être et de toute vie.

C'est la raison pour laquelle on ne peut l'inclure dans les catégories des êtres ou *ntu*. Car, comme le disait Alexis Kagame, « ces derniers sont conçus comme a priori principié[20] ».

D'ailleurs, la littérature orale des Bantous souligne abondamment cette transcendance de l'Être suprême à travers toutes les manifestations culturelles. Les Mongo, par exemple, affirment que : « Celui qui plane au-dessus de nous, c'est Njakomba » et « personne ne surpasse Njakomba ». On retrouve la même affirmation chez les Bakongo lorsqu'ils disent dans leurs chansons populaires que : « le vieux prend tout ce qu'il peut ; le jeune homme aussi. Mais au-dessus de tout règne Nzambi Mpungu ». Dans tous les cas, Dieu apparaît comme le grand indépendant, l'être autosuffisant qui se commande lui-même et qui n'a besoin de rien pour exister.

Nous sommes parfaitement en phase avec une croyance qui atteste que Dieu anime tout ce qui existe aussi bien dans le monde visible que dans le monde invisible et cette affirmation n'est nullement en contradiction avec la foi catholique. Le Bantu croit en un Dieu unique, il n'est pas polythéiste même si l'on a l'impression qu'il ne s'adresse pas directement à Dieu en raison de son caractère très sacré. N'affirmons-nous pas dans le Crédo : « Créateur du ciel et de la terre, de l'univers visible et invisible ? » Pour agir en tant que médecin traditionaliste, il y a tout un code de conduite qu'il convient de respecter afin d'accueillir Dieu pour qu'il intervienne directement dans les affaires humaines.

---

[20] KAGAME (A.) : *La philosophie bantu-rwandaise et de l'être*, Académie royale des sciences coloniales, Bruxelles, 1956, p. 319.

Le refus d'intégrer la médecine traditionnelle dans le système moderne est donc idéologique, une idéologie qui refuse ce qui caractérise fondamentalement et conditionne les pratiques de la médecine négro-africaine : Dieu. Les médecins acceptent de travailler avec les tradipraticiens à condition qu'ils arrêtent d'invoquer les esprits. Cette conditionnalité vise l'amputation de la médecine traditionnelle de son essence.

3) La transmission

Ceux qui connaissent les plantes médicinales, les écorces d'arbres capables de guérir n'utilisent pas les mêmes moyens de transmission que les médecins modernistes. Les premiers ne peuvent transmettre leurs recettes, leurs méthodes et leurs pratiques par des écrits. Ils refusent même d'écrire pour éviter de se laisser spolier par les spécialistes des sciences expérimentales ou alors par paresse.

La transmission se fait entre le maître et l'apprenti. Avec le phénomène de l'exode rural, seuls les jeunes qui n'ont pas eu la chance de faire de bonnes études ou de vivre en ville et qui savent à peine lire et écrire reçoivent un enseignement ésotérique. Par ailleurs, le fait que les tradithérapeutes veillent et gardent jalousement le secret de leurs pratiques empêche la critique : les connaissances médicinales traditionnelles n'étant pas consignées dans des livres, personne ne peut les remettre en cause. Il est alors difficile de les éprouver afin de les améliorer par des épreuves scientifiques.

Par contre, les connaissances, les méthodes et les pratiques de la médecine moderniste sont écrites, ce qui permet, même à certains tradithérapeutes africains, de discuter avec les chercheurs qui les sollicitent dans le cadre de leurs recherches.

a) La fracture scientifique

Le problème de l'Afrique, c'est qu'elle doit penser son développement en choisissant de résoudre ses problèmes avec les moyens objectifs de la science. Décider le poser de manière scientifique les problèmes, cela implique avant tout que l'Afrique décide de se déterminer par un engagement scientifique. Cela signifie qu'elle mettrait la recherche au fondement de son développement prenant ainsi conscience que la recherche scientifique et technologique est au fondement de tout développement. C'est un défi qui ne se relève pas à coup de slogan, mais qui consiste dans la formation de l'homme.

De la manière dont on forme dépend de la vision que l'on se fait de l'avenir. Or, le monde marche vers plus de science, alors que l'Afrique fabrique les poètes. Mais, ce n'est pas en fabriquant les poètes dans le style de la négritude que l'Afrique peut devenir compétitive dans un monde exigeant. Ce n'est pas en chantant les valeurs africaines que l'on sauvera le patrimoine culturel africain. C'est plutôt en examinant et transformant ces valeurs que l'on arrivera à se projeter en opérant un tri. Cela dit, il ne suffit pas de venter les mérites de la médecine traditionnelle dans le passé pour nous convaincre de son efficacité, il faut encore la mettre à l'épreuve. Il est donc question de trouver des acteurs formés pour les rendre compétitifs.

Il s'agit, en effet, de se donner les moyens de sortir de la fracture scientifique en vue de tirer avantage du dialogue des civilisations. Mais ce dialogue des rationalités et des civilisations ne peut passer, aujourd'hui, que par une certaine *fabrication de l'homme*. C'est l'école qui est le moule par lequel cette fabrication doit se faire. De la manière avec laquelle les hommes et les femmes sont formés dépend le mode de développement de leur pays. Or, la formation scientifique s'impose comme condition du développement de l'Afrique alors même que les programmes pédagogiques militent pour une formation plus large des littéraires et non pas de scientifiques.

À côté de la littérature, l'on remarque que la place des sciences et de l'informatique est trop réduite dans les programmes pédagogiques africains. Il n'est alors que de considérer que sur dix-sept 17 matières enseignées dans les classes du secondaire, « il n'y a que cinq matières scientifiques qui sont dispensées aux élèves lorsque deux d'entre elles ne sont pas au choix[21] ». Mieux, considérons que durant de très nombreuses années il suffisait pour un élève de classes scientifiques d'obtenir une moyenne de 10/20 pour prétendre à une bourse à l'extérieur du pays.

On a certainement imaginé qu'en favorisant la médiocrité les pays exploités du monde capitaliste allaient sortir de leur situation de sous-développement. Or, la véritable voie du développement passe par l'exigence d'une formation de qualité à mettre en place pour prendre les intelligences en charge dès le jeune âge.

Par conséquent, il est nécessaire de repenser les conditions d'acquisition de la science et amener l'Afrique à se servir de la science pour résoudre ses problèmes, notamment de santé. Comment peut-on envisager un travail scientifique de nos jours sans une quelconque initiation aux nouvelles technologies de

---

[21] MVONE-NDONG (S.P. E) : *Médecines et recherché publique au Gabon,* L'Harmattan, Paris, 2009, p. 61.

l'information (NTC) ? Que l'on imagine toutes les difficultés que nous éprouvons avec l'Internet pour le téléchargement d'un PDF à cause d'un débit trop faible. La connexion Internet demeure un luxe pour beaucoup de laboratoires d'Afrique. En marge du monde, la cité africaine n'utilise pas, comme il le faut, les réseaux sociaux : en Afrique, on est coupé du monde.

Nous avons pourtant la conviction que l'Afrique peut apporter une contribution inestimable au monde, notamment dans le domaine de la santé si, effectivement elle formait les hommes et les femmes capables de faire de la recherche. C'est à tort que l'on parle, en Afrique, d'une scission entre les littéraires et les scientifiques. Ceux qui ont fait leurs humanités dans les classes littéraires n'ont reçu qu'aucune moindre information en mathématiques et en physiques.

Des années plus tard, ils font partie d'une élite généralement effrayée par le moindre signe de mathématique dans un projet. À côté de ceux-ci, il est courant de rencontrer des scientifiques souvent incapables d'écrire une seule ligne sans fautes de grammaire. C'est le cas révélé par ma fille, d'un professeur de mathématiques de son lycée dit d'excellence. On dit que celui-ci parle aussi mal qu'il écrit. Le problème consiste à former l'Africain d'aujourd'hui à partir d'un système pédagogique qui fait aimer les sciences. C'est donc un impératif : l'honnête homme du XXIe siècle devrait maîtriser les connaissances de base aussi bien en sciences qu'en lettres. Telle est la condition qu'il convient de remplir pour permettre à l'Afrique moderne de se servir, de manière efficiente, des savoirs endogènes.

Le fait est que l'évolution de la médecine négro-africaine ne doit pas forcément suivre les longues étapes lentes et pénibles, voire compliquées du développement scientifique de la médecine expérimentale. Le dynamisme culturel de nos sociétés modernes devrait conduire vers la construction d'une médecine grâce à laquelle le Négro-africain pourra saisir, à fond, les valeurs indépendantes des deux civilisations qui le constituent désormais.

b) Médecine de la néoculture africaine

Comme nous le martelons dans nos différents travaux, la médecine est toujours une expression culturelle, de sorte que si la médecine occidentale est une médecine d'expansion, elle sera demain ni occidentale ni d'aucun autre continent. On parlera de la *néoculture*, une médecine dont les fondements épistémologiques se structurent en fonction des difficultés éprouvées en vue de concilier concrètement la tradition culturelle occidentale avec les survivances de la tradition africaine. Le concept de néoculture a été développé par le philosophe allemand Janheinz Jahn qui montrait que la néoculture africaine conduirait la société africaine postcoloniale vers la réalisation d'une synthèse entre la culture traditionnelle africaine et la culture occidentale introduite par la colonisation. La néoculture africaine ne devait être ni traditionnelle, ni occidentale, mais une synthèse des deux. Or, la médecine étant en elle-même le pan d'une culture, la médecine africaine de demain est celle dont la rationalité médicale est forgée par les canons de l'interculturalité. Nous la désignons par médecine interculturelle dont l'élaboration sera fonction d'une maîtrise suffisante de la science. L'Afrique serait certainement capable d'une telle médecine si elle maîtrisait les sciences. Nkrumah atteste que les Africains, de par le passé, pouvaient répondre à une telle exigence. Dans son allocution intitulée : *Le glorieux passé de l'Afrique*[22], à l'université du Ghana, il déclarait :

> *L'Afrique n'est pas un prolétaire dans l'univers des sciences et des arts. Il peut se glorifier d'inestimables créations de son propre génie, créations d'ivoire, de cuivre et d'art, de grande beauté, de création de bois finement sculptés, d'armes forgées dans un style esthétique remarquable*[23].

Il n'est pas question, dans notre réflexion, de défendre tout simplement le génie africain. Nous montrons la possibilité que l'Afrique a d'utiliser son génie dans la lutte contre la maladie. Avec Léopold Sédar Senghor, nous classerons cette médecine dans le champ par excellence du déploiement du génie culturel africain. Mais qu'est-ce donc que ce génie ? Léopold Sédar Senghor affirme :

Par génie africain, j'entends quelque chose de positif, notre conception sociale de la société, l'efficacité et la validité de notre science politique traditionnelle (...) de notre hospitalité et de notre énergie bien orientée[24].

Cette définition trouve tout son sens dans la place qu'occupaient autrefois les tradipraticiens comme personnes-ressources dans cette instance suprême qui décidait du sort de la société d'autrefois : le Conseil des sages. Les anciens s'appuyaient sur leur génie afin de prendre les décisions qui s'imposaient, selon les cas et les situations. C'est par conséquent sans aucun fondement que Nkrumah exhortait l'Afrique à adopter la science. Pour ce dirigeant africain, *« l'avenir appartient aux nations qui adoptent un développement*

---

[22] Discours qu'il prononça à l'ouverture du premier Congrès international des africanistes le 12 décembre 1962.

[23] Voir Courrier de l'UNESCO, août 1965, p. 11.

[24] SENGHOR (L.S.) : *Liberté 1. Négritude et humanisme,* Seuil, Paris, 1964, p. 6.

fondé sur les études scientifiques et technologiques[25] ». Cela signifie pour l'Afrique qu'il est effectivement possible de travailler son développement à condition d'utiliser ses ressources scientifiques.

c) Pour une médecine interculturelle

Pour aller plus en avant dans notre recherche, nous avons été sur le terrain à la rencontre des chercheurs et des tradipraticiens, aussi livrons-nous ici le contenu de nos réflexions au sujet de la collaboration entre tradipraticiens et chercheurs. Comment construire un système de santé qui allie conjointement, imaginaire et rationalité, c'est-à-dire qui coalise simultanément ce qui peut être considérée comme scientifique dans la médecine négro-africaine et qui, en raison de sa pertinence participerait à la construction d'un système de santé moderne ?

Le fondement de cette préoccupation consiste dans notre volonté de produire une médecine bien campée sur ses deux piliers fondamentaux, la tradition et la modernité, autrement dit, l'imaginaire et la rationalité. Cette médecine qui profiterait des acquis scientifiques et technologiques de la modernité, des apports d'autres civilisations en matière de recherche dans la lutte contre la maladie ne négligera pas de très nombreux avantages que recèle la tradition africaine. Fort de cette philosophie, on arrivera à la construction d'une médecine plus adaptée à cette société pluriculturelle qui évolue devant nous.

C'est ainsi que nous construirons ce que nous appelons la médecine interculturelle, c'est-à-dire une médecine qui n'oppose pas les rationalités et les imaginaires, mais qui les juxtapose les faisant ainsi

[25] Message de Nkrumah lors du 12e anniversaire du C.P.P., le 12 juin 1961.

fonctionner en synergie pour le plus grand bien de l'homme à l'orée de cette mondialisation culturelle qui réclame fort justement à chaque communauté humaine sa contribution, nécessaire à la réalisation des projets communs de toutes les nations du monde. Cette démarche complète et va en droite ligne de la politique des soins de santé primaires initiée par l'Organisation mondiale de la santé, l'OMS, en 1978.

Comment le système de recherche gabonais, par ses instituts de recherches peut-il travailler à maximiser la collaboration, entre chercheurs, médecins et praticiens de la médecine traditionnelle ?

À sa création en 1976, l'Institut de Pharmacopée et de Médecine traditionnelle avait pour mission de mettre la science et la technologie au service de la santé pour l'utilisation et la valorisation de la pharmacopée et de la médecine traditionnelle. On attendait de cet institut de recherche, la mise en valeur des méthodes et des applications de la médecine traditionnelle. Malheureusement, près de 40 ans plus tard, les résultats se font toujours attendre. Pendant ce temps, les détenteurs des savoirs endogènes disparaissent peu à peu faisant ainsi place aux très nombreux charlatans qui écument nos populations en détresse. Qu'est-ce qui a marché et qu'est-ce qui n'a pas marché dans cette collaboration ?

Pour répondre à cette question, nos enquêtes tenaient à préciser avec plus de réalisme l'importance de la médecine traditionnelle dans le quotidien des populations gabonaises. Parlant de cette médecine endogène, il avait à rappeler ce qui constitue la radicale différence entre celle-ci et la médecine académique : elle est une médecine d'inspiration divine, tandis que la médecine académique est une œuvre humaine. Sous un ton teinté d'orgueil, nos enquêtes voulaient signifier le caractère holistique de sa méthode, « une médecine totale qui soigne le corps et l'esprit », disait l'un d'entre eux. Celui-ci voulait surtout montrer que l'évolution de la médecine occidentale est le fait de l'imperfection de l'homme.

Or, en considérant la différence entre ces deux paradigmes, nous constatons que chacune de ces deux médecines à son objet propre et peut, par conséquent apporter à l'autre ce qui lui manque. Pour cela, quelle devait être la mission première de l'Institut de Pharmacopée et Médecine traditionnelle ? Selon ses dirigeants, celle-ci devait être, en premier lieu de faire l'état des lieux de cette pratique dans la société gabonaise. Il fallait que les chercheurs de cet institut de recherches travaillent en collaboration avec les acteurs de la médecine traditionnelle, mais également avec les acteurs de la médecine moderne.

Cette collaboration supposait avant tout que l'on recense tous les tradipraticiens, leurs spécialités et leurs pratiques de soins. Ensuite, il était nécessaire de créer un cadre de collaboration, ce qui nous désignons par *espace scientifique pour les échanges* entre les acteurs de la médecine moderne et ceux de la médecine traditionnelle. Ce mode d'espace est déjà expérimenté dans d'autres pays comme le Sénégal et le Mali. Qu'en est-il après tout ce temps ? Rien.

Notons même que des textes fixant le cadre de l'exercice de la médecine traditionnelle au Gabon n'existent pas. Cette médecine traditionnelle est présente dans l'esprit des gens, mais elle n'est pas légalisée et son exercice est tout simplement toléré au Gabon, en l'absence de ce cadre légal qui la justifierait. Ceux qui la pratiquent savent bien qu'ils ne sont pas couverts par la loi. Il n'y a donc pas une visibilité de la médecine traditionnelle au plan juridique, ce qui n'est pas le cas au plan sociologique. Les acteurs de la médecine traditionnelle travaillent dans l'ombre, dans les ténèbres et cela explique tous les désordres que l'on peut constater ça et là.

D'autres projets du gouvernement allant dans le sens de la création d'un laboratoire-hôpital ont fait jour et accoucheront bientôt d'un éléphant blanc. L'on s'imagine qu'il s'agira d'un cadre de collaboration, un cadre de concertation où les tradipraticiens et les acteurs de la médecine moderne vont travailler ensemble. Comment cela va-t-il se passer concrètement ?

L'IPHAMETRA deviendra un centre d'expertise où les tradipraticiens vont signer des conventions de partenariat pour exercer. Chacun des partenaires restera dans son cabinet et l'IPHAMETRA va servir de pont entre le malade et leurs cabinets. Un exemple. L'IPHAMETRA va recevoir des malades et, selon les pathologies, va être orienté vers les différents cabinets selon leurs compétences.

En recevant un cas de folie, on orientera le malade vers le cabinet qui est habileté à soigner les cas de folie. Le malade aura une lettre de recommandation avec des indications précises. Il sera reçu et il sera traité. Il y aura donc des feed-back. Le malade versera une contribution au niveau de la comptabilité du CENAREST et les tradipraticiens recevront un pourcentage. Cette organisation donnera un peu plus de visibilité à la médecine traditionnelle en raison de ce nouveau cadre d'expression et d'échanges à la croisée des chemins entre la médecine traditionnelle, la recherche scientifique et le système de santé moderne.

À l'intérieur d'un tel partenariat se développera une recherche scientifique qui aura pour mission d'atteindre les objectifs assignés à l'IPHAMETRA. Autrement dit, dans ce partenariat, si on constate qu'un cabinet utilise une plante médicinale qui s'avère efficace pour le traitement d'une pathologie, les scientifiques de L'IPHAMETRA vont l'étudier. Cette étude, dans nos laboratoires, aura pour visée la fabrication des phytomédicaments.

d) L'esprit

Il n'y a pas de médecine qui supérieure à une autre médecine. Chacune selon sa finalité et ses méthodes sont le complément des autres. Dire que les deux médecines se valent, c'est reconnaître que chacune de ces médecines présente des limites et chacune d'entre elles a besoin d'être complétée par l'autre. La différence entre les deux médecines se trouve donc au niveau de la prise en charge de l'entité esprit. Si l'on dit que la médecine traditionnelle sait soigner l'homme, c'est parce qu'elle sait venir à bout des difficultés du corps quand il est malade et de l'esprit quand il souffre. Ce n'est pas le cas de la médecine occidentale qui ignore l'esprit et le traitement des pathologies spirituelles.

C'est la raison pour laquelle elles doivent se compléter. La médecine occidentale est une médecine artificielle, c'est-à-dire une médecine qui ne soigne pas l'homme total ; c'est-à-dire une médecine qui ne prend pas la totalité de l'homme en charge et donc qui ne respecte pas toute sa complexité. L'homme étant un être complexe, il doit donc être traité, soigné, par une médecine elle-même complexe. Cette médecine doit savoir soigner à la fois le corps et l'esprit. En fait, la médecine occidentale soigne l'homme, mais la médecine traditionnelle sait soigner l'homme parce qu'elle prend en compte les deux entités qui composent l'être humain : le corps et l'esprit. La médecine traditionnelle se différencie donc de la médecine moderne en ce sens qu'elle prend effectivement en compte et le corps et l'esprit.

e) Le tradipraticien en cause

Le fait est que les acteurs de la médecine traditionnelle ne sont pas diplômés et que l'on ne puisse point évaluer leur formation est un facteur de déconsidération. Ils s'attendent surtout à la reconnaissance de la communauté où ils jouent le rôle de médecins traditionnels. Mais alors qu'est-ce qu'ils font pour être reconnus non seulement par le gouvernement, mais également par la communauté ? On les reconnaît par des actes qu'ils posent. Notons qu'au Gabon, il y aurait un médecin pour 5000 habitants. Il est évident que ce n'est pas ce seul médecin qui soigne toutes les pathologies dont souffrent les 5000 habitants. Cela signifie qu'en dehors de ce seul médecin, un travail de fourmi est accompli par les tradipraticiens de la santé.

f) De l'évaluation

Comment est-ce que nous allons les évaluer ? Quels sont les critères méthodologiques que nous allons utiliser pour choisir, parmi ces 1000 tradipraticiens, celui-ci plutôt que les 999 autres ? Il faudra prendre un échantillon à l'intérieur des spécialités et envoyer des maladies qui vont se faire traiter chez eux. Ensuite, les médecines vont réexaminer les malades ainsi traités par les tradipraticiens au plan clinique et avec des examens complémentaires.

Chaque tradipraticien travaillera avec un spécialiste de la médecine scientifique qui identifiera cliniquement la maladie après plusieurs examens en laboratoire. Avec toutes les confirmations possibles, le médecin va référer le patient à un tradipraticien reconnu compétent dans le soin de cette pathologie distinguée et dont on connaît éventuellement les méthodes. Durant un temps, le patient subira son traitement et, une fois la guérison recouverte, il reviendra faire son contrôle chez le médecin scientifique.

Prenons le cas d'une des pathologies comme l'hypertension artérielle et le diabète qui sont des maladies facilement mesurables. Il sera facile de recommander les patients aux tradipraticiens et de déterminer si le traitement fonctionne ou pas. On aura ainsi une meilleure visibilité de certaines pathologies à travers la trajectoire thérapeutique des patients. C'est de cette manière que nous pourrons avoir une idée de la pertinence du travail accompli par les tradipraticien avec qui nous allons collaborer.

La collaboration

1) Les attentes des collaborateurs

À quelle étude peuvent-ils se heurter, les tradithérapeutes, eux qui sont sans diplôme ? Si l'on met en avant les diplômes académiques, on ne peut pas avancer dans la collaboration, surtout si l'on est imbu de sa personnalité. Mais il faut considérer le caractère original du savoir des guérisseurs. Si nous voulons avancer, les scientifiques doivent savoir qu'ils ne savent pas tout. Mais que peuvent attendre les tradipraticiens de la part des hommes de science dans cette collaboration ?

La confiance et le respect, mais aussi une évaluation objective de leurs recettes ; leurs médicaments doivent être évalués et testés scientifiquement pour obtenir la caution scientifique nécessaire et la possibilité d'un bénéfice de la plus-value. Si leurs médicaments sont testés, évalués, ils peuvent obtenir des brevets.

2) Les étapes de la collaboration

La première étape consisterait dans la promulgation des textes d'accompagnement, c'est-à-dire des textes qui légalisent de manière systématique la médecine traditionnelle sur toute l'étendue du territoire national ; en deuxième lieu, il faudrait que les ministères de la Santé publique arrêtent de penser que les problèmes de santé ne concernent que la seule médecine occidentale. Il faudrait donc instituer une direction générale de la médecine traditionnelle au sein du ministère de la Santé publique.

Aujourd'hui, il n'existe qu'un service de la médecine traditionnelle qui n'a d'ailleurs aucun budget de fonctionnement ; en troisième lieu, il faudrait que nos facultés de pharmacie et de médecine intègrent l'enseignement de la pharmacopée et de la médecine traditionnelle dans leurs programmes d'enseignement. Car le Gabon est dernier sur ce par-là par rapport à d'autres pays membres du CAMES. C'est un travail qui incombe aux universitaires qui ne jugent pas l'opportunité de ces enseignements alors même que le gouvernement le leur a demandé ; il est nécessaire que le gouvernement donne des moyens aux chercheurs qui travaillent sur ces questions, au ministère de la Santé publique, au ministère de la Recherche pour entamer le recensement des tradipraticiens ; le gouvernement devrait ouvrir dans les hôpitaux, des villages de médecine traditionnelle, c'est-à-dire des centres de médecine traditionnelle qui existent déjà ailleurs, notamment au Sénégal, au Bénin, au Kenya, à Madagascar.

Lorsque la médecine moderne sera confrontée à un cas dont la solution se trouverait en médecine traditionnelle, on le confiera directement aux acteurs de cette médecine qui exercent au sein de l'hôpital ; il est nécessaire que les acteurs de la médecine traditionnelle organisent de plus en plus de rencontres pour assurer leur formation. Il faut des séminaires de formation au cours desquels les scientifiques formeront les tradipraticiens à la fabrication des phytomédicaments.

Car, à présent, leurs médicaments ne tiennent pas compte de la durée, ils sont juste utilisables dans l'instant. Les séminaires de formation consisteraient à éveiller leur conscience aux exigences de la modernité. Il existe des enseignements qu'on peut leur donner pour la fabrication des pommades, des sirops à condition d'organiser des rencontres entre eux et les scientifiques.

Cela implique une sensibilisation au niveau universitaire afin de faire prendre conscience à la société des avantages de l'utilisation de la médecine traditionnelle.

3) Les limites de la MT

On ne peut pas laisser la médecine traditionnelle entre les mains de personnes ne justifiant pas d'une formation scolaire générale suffisante. Ils seraient de ce point de vue trop léger pour l'échange avec les praticiens de la médecine occidentale et ceux des sciences expérimentales. La lutte contre l'illettrisme est, en effet, un enjeu déterminant pour le développement de la santé en Afrique, notamment avec la médecine traditionnelle. Il est particulièrement étonnant de constater la contradiction flagrante dans le fait de trouver dans nos campagnes de vrais savants, au regard des savants mélanges qu'ils utilisent pour soigner et guérir les maladies et leur extrême fragilité, tant ils sont incapables de protéger leurs productions. Il y a essentiellement deux raisons à cela. La première est liée à leur incapacité à communiquer publiquement sur l'efficacité de leurs produits devant un public étranger à leur cadre initial.

Parce qu'ils ne communiquent pas, eux-mêmes, sur leurs pratiques de guérison, il est impossible d'avoir une visibilité de la médecine traditionnelle. Il est surprenant de constater que le 31 août de chaque année, lors *des journées africaines de la médecine traditionnelle* organisée par le ministère de la Santé, c'est un médecin qui parle au nom des tradipraticiens. On observe que les tradipraticiens ne jouent que des rôles secondaires comme s'ils étaient de simples invités. Dans cette perspective l'alphabétisation, est d'une manière générale, la condition à remplir pour une plus grande accessibilité aux savoirs endogènes.

Les tradipraticiens qui maîtrisent au moins la langue officielle et qui justifient d'un certain niveau d'étude sont souvent plus ouverts au dialogue. Ce n'est pas avec des tradipraticiens qui ne peuvent pas justifier la pertinence de leurs pratiques en s'enfermant dans des mythes magico-religieux que l'on peut développer ce domaine de notre patrimoine ancestral. Les tradipraticiens qui nous sortiront de la fracture scientifique sont ceux qui vont justifier d'une utilisation responsable des ressources de la forêt, de la plaine et de la savane.

Par rapport à l'école, il importe d'envisager une véritable réforme qui inciterait les citoyens à s'engager sur la voie de la science pour résoudre leurs problèmes. Pour cela, il faut revoir les programmes pédagogiques en permettant aux matières scientifiques d'avoir de la primauté sur les matières littéraires.

ENCADREMENT DES COMPORTEMENTS

1) Le cadre juridique

Le deuxième problème concerne le manque de cadre juridique pour l'exercice de la médecine traditionnelle au Gabon. Alors même que l'on parle de la promotion de la médecine traditionnelle dans toute l'Afrique, il est impensable de considérer que les conditions inhérentes au développement et à la visibilité de cette médecine traditionnelle ne soient pas établies par l'État gabonais.

La société moderne est rationalisée et le législateur avait prévu des conditions légales pour l'exercice de n'importe quelle activité humaine dans la cité. Il va donc de soi que l'exercice de la médecine obéit à des règles précises, objectivement déterminées. Un individu qui exercerait la médecine sans observer la loi est passible d'amende voire d'emprisonnement. Il sera accusé d'exercice illégal de la médecine. On note dans le cas du Gabon qu'il n'y a pas d'avancement pour l'intégration de la médecine traditionnelle dans le système de santé officiel. La médecine traditionnelle, au Gabon, ne dispose pas d'un cadre légal, elle fait partie des pratiques illégales de la médecine.

Le contexte sociologique de l'évolution de la médecine traditionnelle au Gabon est celui que connaît l'ensemble des pratiques informelles où la transgression des règles éthiques est souvent de mise. Ce domaine est marqué par une absence criante de cadre juridique, ce qui rend difficile son intégration dans le système de santé formel. La prolifération des charlatans et l'impunité, au regard d'un ensemble de pratiques peu recommandables dans une société civilisée[26], résultent de cette absence de réglementation juridique dans le secteur de la médecine traditionnelle. Les journaux signalent pourtant des cas de décès qui sont la conséquence d'un manque de maîtrise des techniques du processus de guérison traditionnelle.

Les services d'urgence des hôpitaux de Libreville enregistrent régulièrement les cas de mort, décès des suites d'une overdose à l'iboga. Cela jette un discrédit sur l'ensemble de ces pratiques, car ni le patient, ni le tradipraticien, personne n'est protégé par

---

[26] La problématique du crime rituel connaît une importance inquiétante pour son évolution dans la société gabonaise si l'on observe les interventions des hommes d'église et d'organisations non gouvernementales de défense des droits de l'homme.

la loi. On ne sait généralement pas qui est autorisé à effectuer tel acte médical et quelle est la limite entre le niveau magico-religieux et le niveau rationnel. C'est surtout la démarche initiatique, thérapeutique qui nous interpelle dans ce domaine, au regard des nombreux décès sur la natte. Beaucoup d'apprentis sorciers s'autorisent à initier des patients sans prendre toutes les précautions nécessaires. Les imposteurs initient clandestinement et l'on est incapable de contrôler leurs activités, en raison même du fait de la clandestinité de leurs actions.

Il s'ensuit un manque d'harmonisation et de planification des actes de soins, en raison même de l'incapacité du Ministère de la Santé publique, de l'hygiène publique et de la Population à encadrer, à contrôler et surtout à réglementer ce secteur important de la santé. C'est une situation qui autorise toutes les suspicions en raison de son statut illégal, ce qui ne lui assure aucune légitimité.

Malgré cette illégalité, les populations gabonaises accèdent pourtant aux soins de santé pratiqués par des tradipraticiens de la santé qui, nonobstant cela, tentent de rationaliser leur secteur. On trouve ça et là des cabinets de soins traditionnels généralement tenus par des ressortissants étrangers ; des temples faisant référence aux rites initiatiques et thérapeutiques gabonais. On note même la présence, dans certains coins reculés de nos villes et villages, de ce qu'il convient d'appeler des *villages thérapeutiques*.

Il s'agit d'établissements de soins traditionnels de santé qui sont constitués d'une maison ou d'une dépendance. Ces établissements sont souvent tenus par un nganga, nom qui désigne le médecin traditionnel. Par ailleurs, faisant concurrence aux officines de pharmacie et aux cliniques, nous trouvons, dans les quartiers populaires de la capitale, des unités de vente de médicaments traditionnels dont on ne connaît pas la qualité ni le degré de toxicité.

D'autre part, au-delà du fait de l'existence de plusieurs associations des tradipraticiens, on note un déficit de coordination des activités dans le domaine concerné. Il est toujours difficile d'avoir une vue générale et globale de l'action sanitaire de leurs activités et ainsi de mesurer l'impact de la médecine traditionnelle dans la société. On en vient même à nous interroger sur la capacité des tradipraticiens à collaborer entre eux, tant il existe une absence de référence des cas à un confrère lorsque ses propres connaissances sont insuffisantes pour venir à bout d'une pathologie.

C'est un secteur particulièrement cloisonné : la plupart des tradipraticiens veulent garder jalousement leurs patients qui sont parfois abusés lorsqu'ils sont en présence de nganga véreux. Il est lamentable d'enregistrer que leurs prescriptions ne sont pas connues par la plus grande part de leurs adeptes. Ainsi va-t-il de soi que la médecine traditionnelle est un défi que les chercheurs devraient relever sur la base d'une volonté politique, en vue d'établir les fondements d'une rencontre des rationalités entre médecine moderne et médecine traditionnelle.

2) Écriture et sauvegarde de la MT

On se cache derrière une religiosité, support des pratiques de la médecine traditionnelle, qui empêche la critique dans le domaine concerné. L'oralité constitue, dans une certaine mesure, un obstacle à l'évolution de la médecine traditionnelle. Elle est inaccessible, hermétique, puisque le patient se contente de prendre ce qu'on lui donne sans rien savoir de la qualité des produits qu'il consomme. Il ne peut expliquer rationnellement la démarche de son traitant, il ne peut non plus comprendre le traitement qu'il subit. Rien n'est écrit, tout est oral.

Le refus de transcrire ce savoir met en difficulté la mémoire, la conservation de ce patrimoine ancestral. Il est à cet effet difficile de promouvoir un ensemble de connaissances relatives à ce domaine. Il n'est donc pas étonnant de constater que les populations soient maintenues dans une sorte d'ignorance de cette médecine. Elle ne connaît pas les richesses multiformes et variées des pratiques de la médecine traditionnelle. C'est un tord, car le peuple a le droit d'acquérir un maximum de connaissances sur les pratiques des tradithérapeutes qui doivent même être vulgarisées.

Comment peut-on s'engager avec sérénité sur une démarche de soin si l'on ne maîtrise pas les principes, si on ne comprend pas les fondements et qu'on prétend parvenir à la pleine compréhension du sens de sa maladie ? À la fois sujet et objet d'un savoir empirique, le patient ne parvient pas toujours à comprendre les techniques thérapeutiques qu'il subit quand il est campé dans une logique cartésienne. Un minimum d'explications contradictoires ou complémentaires lui est pourtant nécessaire pour répondre à ses interrogations personnelles, notamment sur la démarche de guérison qu'il entreprend.

L'écriture est fondamentale pour envisager une mutation de la médecine traditionnelle et permettre à l'Afrique d'élaborer son système de soins à l'aune des procédés scientifiques et technologiques. Grâce à l'écriture, chacun parviendra à une compréhension rationnelle de ce dont on ne parle pas et qui est considéré abusivement comme secret. L'impératif de l'écriture signifie la volonté d'amener les tradipraticiens à rendre intelligibles leurs activités de manière à partir d'une vision magique transversale aux cultures traditionnelles pour tenir ainsi compte des exigences du monde moderne.

Cela suppose aussi que nous quitterons l'oralité pour une exposition des connaissances par l'écriture. Attention, il n'est pas question d'abandonner l'oralité – qui est primordiale, étant à la base de tout –, mais de compléter l'oralité par la pratique de l'écriture. La maîtrise de l'écriture va donner les moyens aux tradipraticiens pour apprendre à utiliser les nouvelles techniques de l'information et, donc, de maîtriser l'informatique. On partirait ainsi de l'oralité archaïque à une oralité qui s'appuie sur la modernité par l'utilisation des NTIC.

On reconnaît à l'oralité sa capacité dans le travail de la mémoire et la conservation de cet ensemble de connaissances qui constituait la tradition, qui permettait à l'homme de se placer au sommet des « animés mobiles ». Cependant, si l'écriture était redoutée par les anciens, parce qu'ils avaient peur qu'elle tue la tradition essentiellement orale et par conséquent la transmission de l'histoire de la vie, son utilisation s'impose aujourd'hui en pratique.

Certes, pour Hampaté Bâ, « la tradition orale est si précise et si rigoureuse que l'on puisse, avec divers recoupements, reconstituer les grands événements des siècles passés dans les moindres détails, notamment la vie de l'Empire ou des grands hommes qui ont illustré notre histoire[27] ». Mais on ne peut effectivement lutter contre l'impérialisme occidental qu'avec les armes de l'impérialisme.

Lutter contre l'exclusivité de l'oralité, c'est envisager une transmission plus complète des connaissances médicinales, car la mémoire peut toujours faillir et ne pas donner l'occasion aux différents savoirs de survivre au temps. L'alphabétisation semble, par conséquent, la condition nécessaire qu'il faut remplir pour rendre plus pertinentes les pratiques de la médecine traditionnelle. L'écriture permettra certainement de codifier les savoirs traditionnels, d'affiner leurs méthodes et de les améliorer au moyen de l'introduction des données scientifiques dans la démarche du tradithérapeute. En accédant au savoir livresque, les guérisseurs pourront modifier le rapport à l'objet et cela aura pour conséquence de modifier considérablement leur psychologie.

Le contexte a changé, ce n'est plus l'homme de la tradition qui va vers la société moderne, c'est le contraire qui se produit : le civilisé, avec sa mentalité d'occidentalisé, sollicite la tradition.

---

[27] HAMPATE BA (A.) : *Aspect de la civilisation africaine,* Présence Africaine, 1972, p. 24.

3) Le dépaysement

Rendu sur le site de la médecine traditionnelle, l'homme moderne s'attend à vivre dans un espace rationalisé. Il ne rencontre pas un personnel spécialisé distingué par un accoutrement professionnel comme c'est souvent le cas dans des structures de soins modernes. Le tradithérapeute ne revêt pas de gants, ne met pas une blouse, n'utilise pas régulièrement de l'alcool pour aseptiser son corps menacé par des microbes. Bien au contraire, on s'introduit dans un environnement inquiétant où parfois on écoute une musique inhabituelle. Le maître de la parole est en contact permanent avec le sol ; il est resté pieds nus, parfois torse nu. D'ailleurs, l'entrée dans un temple initiatique exige que l'on retire ses chaussures avant d'y pénétrer en toute sérénité.

Au niveau thérapeutique, on note la présence d'une difficulté dans le rapport tradithérapeute-patient. La demande de santé est souvent bien exprimée par le sujet, mais la réponse ne correspond pas généralement à l'espérance de celui-ci ; car on oublie que la médecine est mal à l'aise quand on la situe dans l'univers de la technique.

Le propre de la médecine, c'est de soigner en détectant les causes de la souffrance. C'est de ce point de vue que le docteur Maka, médecin allopathe, insiste pour dire que la médecine verte, ou la médecine traditionnelle, est une médecine causale. Autrement dit, cette médecine respecte la méthodologie de nos ancêtres : celle-ci s'interrogeait avant tout sur l'origine du mal. Ainsi, affirmait-il lors d'un entretien qu'il nous accordait le 27 janvier 2012 que :

« C'est une médecine causale : vous ne pouvez traiter personne si vous n'avez pas expressément identifié la cause

profonde de la pathologie et cette cause n'est pas seulement biochimique ou bactérienne, etc. Avant d'être chair, vous êtes d'abord esprit : il faut donc aller voir ce qui a provoqué la maladie. Il est nécessaire de creuser pour trouver la chose et, lorsqu'on a trouvé, on s'attaque à la cause et la personne retrouve son équilibre. Cette collaboration est lumineuse et nous avons tout intérêt à nous rapprocher de ces praticiens de la médecine verte pour acquérir un surplus de connaissances utiles pour notre pratique ».

Ce propos nous permet de comprendre que les causes de la maladie relèvent souvent de la fragilisation de l'esprit dès lors que le comportement blesse l'éthique. Mais il ne suffit pas de connaître les causes pour faire de la médecine une science dont la finalité est de produire la santé. On pourrait bien récuser la démarche du tradithérapeute en raison du fait qu'il dispose très vite sa conscience dans une orientation métaphysique.

Cependant, si l'on se rapporte à Aristote qui, dans *le traité de l'âme*, nous présente un médecin qui se soigne lui-même, on comprend que la guérison n'est rien d'autre, comme le souligne si bien Dominique Folscheid, « que la nature qui revient à la santé, l'intervention médicale n'ayant finalement joué qu'un rôle d'intermédiaire et provisoire[28]. » La particularité, mais aussi la spécificité d'un bon tradithérapeute est qu'il ne se prend pas pour un scientifique, c'est-à-dire l'homme qui fait advenir la santé, mais tout simplement cet intermédiaire qui dispose le sujet à accueillir son rétablissement.

L'accueil, voilà la modalité d'être au monde de celui qui est en souffrance et qui se dispose au rétablissement. Le soignant, dans la médecine traditionnelle, est conscient de son incapacité à

[28] FOLSCHEID (D.) : « Notre médecine est-elle malade », in *La médecine en question,* Éthique, n° 19, 1996/1, p.11.

produire la santé, mais il réalise que la somme de ses activités n'a d'autres finalités que de faire de lui cet humble intermédiaire qui assure la médiation. Il oriente la démarche de guérison vers des réalités sublimes où l'âme est privilégiée par rapport au corps. Toute maladie est donc psychosomatique en médecine traditionnelle. S'agit-il d'une médecine des corps ou finalement d'une médecine des thérapeutiques spirituelles ?

Dans son rapport à la culture africaine, contrairement à la médecine moderniste, la médecine traditionnelle est un moyen d'intervention sociale en cohérence avec la vision du monde de l'Africain. Celui-ci comprend des images sacrées et des notions qui font de la médecine une philosophie et une religion.

Parler de médecine traditionnelle, c'est interroger les fondements de la culture, l'organisation sociale, les rapports sociaux. Le champ de la guérison est donc le lieu d'une confrontation entre deux attitudes contradictoires qui complexifient le système de santé gabonais. On note la présence de deux mentalités, c'est-à-dire de deux attitudes du soignant à l'égard de son environnement et de la maladie, selon qu'il est médecin moderniste ou tradithérapeute.

* * *

*

Cela étant, lutter contre l'oralité, c'est envisager une transmission plus complète des connaissances médicinales, car la mémoire peut toujours faillir et donner l'occasion aux différents savoirs de survivre au temps. L'alphabétisation semble, par conséquent, la condition nécessaire qu'il faut remplir pour rendre plus pertinentes les pratiques de la médecine traditionnelle. L'écriture permettra certainement de codifier les savoirs traditionnels, d'affiner leurs méthodes et de les améliorer au moyen de l'introduction des données scientifiques dans la démarche du tradithérapeute. En accédant au savoir livresque, les guérisseurs pourront modifier le rapport à l'objet et cela aura pour conséquence de modifier considérablement leur psychologie.

La psychologie de l'Africain traditionnel demeurera contre-productive pour le développement tant que celui-ci épousera l'objet sans l'analyser, s'identifiera à l'objet sans en prendre la distance critique qui caractérise tout homme de sciences. Les programmes pédagogiques devraient ainsi former la conscience pour qu'elle ne soit plus engluée dans la matière. Bref, l'état d'esprit qui va promouvoir la médecine traditionnelle devrait emprunter une trajectoire tout à fait différente de celle de la Négritude. Car :

Le mode d'existence du Noir, clamé par la Négritude, est incompatible avec le développement issu de la pensée transformatrice de la nature. Il suffit de constater que nos tradipraticiens de la santé ne font pas d'efforts pour affiner les produits médicamenteux qu'ils proposent à leurs patients. Leurs applications thérapeutiques sont aussi archaïques que celles du temps de leurs aïeux comme si tradition signifiait entretien des archaïsmes. On développe, à tous les niveaux, ce qu'il convient d'appeler : la mentalité fétichiste.

Sortir les tradithérapeutes de la mentalité fétichiste, n'est-ce pas les détourner un tant soit peu du mysticisme dans lequel la négritude les installe ? Il serait intéressant que par sa formation scientifique, celui qui s'occupe de la santé de ses concitoyens parvienne à transformer ses recettes.

En comprenant que l'utilisation de sa raison constitue le gage de la qualité de sa production, l'homme-médecine se détourne considérablement de l'émotion pour faire place au développement scientifique et technologique dans le domaine concerné. Il parviendra ainsi à la promotion de « l'ensemble des valeurs culturelles, du monde noir, telles qu'elles s'expriment dans la vie, les institutions : les œuvres des Noirs ». C'est dans cette dynamique spirituelle qu'il s'élèvera et réhabilitera l'esprit général de sa civilisation, c'est-à-dire sa culture africaine.

Loin de faire comme s'il existait deux humanités avec d'un côté, une qui se caractérise par l'utilisation de la raison et de l'autre, une dont l'émotion détermine le mode d'existence, nous pensons qu'il n'y a qu'une seule humanité. Il n'y a donc pas une médecine des Blancs et une médecine des Noirs. Nous ne pouvons donc pas, à la suite de Senghor, affirmer que « l'émotion est nègre, comme la raison est Hélène ».

Bien au contraire, nous sommes conscients que raison et émotion sont deux modes de connaissances à travers lesquelles l'homme de tous les temps expose sa connaissance du bien et du mal. L'utilisation de la raison dans ses pratiques de soin constitue pour l'Africain le défi qu'il doit relever pour parvenir au développement.

Il est donc certain que l'on ne peut nier l'efficacité d'une médecine traditionnelle qui a fait ses preuves et à laquelle plus de 80 % de la population continue de recourir pour certains nombres de pathologies qui, souvent, sont encore inconnues de la médecine moderniste, mais l'on devrait reconnaître qu'elle éprouve d'énormes difficultés relatives à son mode de transmission : l'oralité.

Cette problématique de la transmission des savoirs et des pratiques traditionnelles de la médecine de culture africaine ne repose pas essentiellement, comme on l'a souvent dit, sur les questions de posologie ou de mesures comme problème épistémologique. Car, en fait, l'enjeu de la collaboration entre médecine traditionnelle et médecine moderniste consiste dans la manière de nommer la plante et de l'utiliser.

Pour ce qui est de la nommer, les tradithérapeutes sont souvent généreux au point de vous montrer des plantes, la composition des recettes, la méthode d'utilisation sans pour autant vous en donner les noms, même dans leurs langues vernaculaires. Le plus important n'est donc pas de leur exiger la méthode comme une sorte de machinerie à produire la pertinence ou l'efficacité du produit. Ce qu'il faut leur exiger, ce n'est pas seulement le mode d'emploi de la raison, mode de raisonnement par lequel ils sont parvenus à la construction de leurs pratiques, il faut plutôt chercher à réformer leur entendement au regard des exigences de la rationalité.

Dans cette perspective, sortir de l'oralité en accédant à l'écriture semble être le chemin privilégié pour la promotion de la médecine traditionnelle dans les systèmes de santé africains. Reprenant la question initialement posée à savoir : « quelle médecine pour l'Afrique ? », il convient tout simplement d'indiquer que nous restons fidèles à la conclusion de notre thèse de doctorat en philosophie.

Tous nos travaux ont pour ambition de montrer qu'il est nécessaire d'intégrer la médecine traditionnelle à la biomédecine, qu'il faut promouvoir des recherches grâce auxquelles l'on parviendra à une autonomisation complète de la médecine traditionnelle par rapport à la médecine moderniste.

Mais l'intégration de la biomédecine à la médecine traditionnelle s'impose dans notre étude de la rationalité puisque nous envisageons la double polarisation (que constitue la rationalité d'une part et la spiritualité et d'autre part) et qui reflète un mouvement inversé et simultané d'une médecine à l'autre, l'une gagnant en rationalité, l'autre en spiritualité. Telle est la voie de la construction d'une médecine interculturelle qui doit se constituer à partir de l'échange entre les discussions des spécialistes de la médecine.

C'est à eux de concevoir et d'adopter les pratiques de soins les plus efficaces et les plus respectueuses de l'humanité en l'homme. Ils doivent se faire aider, par la philosophie pour qui la médecine elle-même est un objet. L'Afrique peut à cet effet suivre la voie de la France où « philosopher sur la médecine devient un exercice obligé pour les futurs médecins lors de leurs années de formation ».

On arrivera ainsi, à constituer une épistémologie de la médecine traditionnelle en dégageant les principes et les moyens de constitution de son savoir sans être obligé de l'aligner sur, comme c'est le cas pour la médecine moderniste, sur celui des sciences modernes (mathématiques et expérimentales[29]). Cet argument en faveur de la recherche sur la rationalité médicale devient une exigence dans une société à double référence : Occidentale par l'acculturation et africaine par enracinement traditionnel.

Ce qui, ici, pose problème et qui devient l'objet d'analyses, c'est nécessairement la représentation de la maladie et des modalités de sa prise en charge dans des institutions traditionnelles et modernes.

---

[29] cf. JJ. Wunenburger, Rationalité et imaginaire

Dès lors, une telle étude sollicite toutes les spécialités des sciences humaines et sociales ayant la santé pour objet ; car, la santé déborde naturellement le domaine médical. Cette affirmation est plus importante pour les hommes et les femmes qui pratiquent une médecine initiatique utilisant le symbolisme religieux pour comprendre les phénomènes qui surgissent devant le regard de l'initié. Pour ces gens-là : (…) la maladie ne se ramène pas seulement à ce qui se manifeste subjectivement comme douleur physique affectant notre organisme physique. Il a conscience qu'elle est en rapport avec toutes les situations qui affectent le bien-être en général.

La problématique de la Santé n'est donc qu'une préoccupation médicale, elle est aussi philosophique et investit des champs aussi différents et complexes que la sociologie, la politique, l'économie, l'environnement. Le concept de souffrance, qui implique la problématique du soin, nécessite alors la clarification de toutes les pratiques de soins de santé qu'il importe d'avaliser pour la promotion du patrimoine culturel gabonais.

On finira ainsi par intégrer cette médecine traditionnelle pour récupérer, dans le Système de santé moderne, cette majorité de la population gabonaise qui, parce qu'elle est initiée, déserte les hôpitaux modernes pour recourir aux recettes secrètes. C'est d'ailleurs ce que l'Organisation mondiale de la Santé (OMS) recommande pour revitaliser le Système de Santé Moderne (SSM). Et, pour aider les États à réaliser cette intégration, l'OMS va jusqu'à suggérer les modalités de l'« institutionnalisation de la Médecine traditionnelle dans les systèmes de santé ».

En conséquence, la rencontre des rationalités en tant que croisement des possibilités que l'homme détient grâce aux deux sources pour la construction du savoir (raison et imaginaire) devrait envisager la construction d'un système de soin effectivement africain. Cela n'est en réalité possible que si chacun prend conscience du fait que la médecine traditionnelle n'est qu'une variante de l'ontologie négro-africaine.

C'est dans ce sens que la définition de la santé comme un état de bien-être complet est une invite à respecter la psychologie de l'Africain. Ce que nous cherchons à éviter, c'est de continuer à utiliser dans nos structures hospitalières des pratiques de soins désincarnées parce qu'elles sont en marge des préoccupations des patients.

Travailler sur la rationalité médicale, c'est donc chercher à sortir d'un contexte où la médecine ne conçoit l'homme que comme un amas d'organes, une mécanique. Comment se saisir de la représentation de la maladie en Afrique en interrogeant la maladie comme une réalité psychosomatique ? Ces questions nous amènent à poursuivre une triple activité de recherche postdoctorale, de recherche appliquée et de participation active à des réflexions dans le domaine des institutions et pratiques de santé publique de notre pays.

4) La mentalité fétichiste

La psychologie de l'Africain traditionnel demeurera contre-productive pour le développement tant que celui-ci épousera l'objet sans l'analyser ; s'identifiera à l'objet sans en prendre la distance critique qui caractérise tout homme de sciences. Lorsque vous arrivez dans un centre de santé traditionnel, on vous invite à faire abstraction de la raison et à subir sans vous interroger sur ce qui se passe.

Ainsi, le sujet de la médecine traditionnelle africaine ne prend aucune distance d'avec sa culture pour exprimer sa situation de santé. En cas de péril, il y a une disposition psychologique standardisée à laquelle peuvent se superposer d'autres comportements d'emprunt et qui dispose simultanément le sujet à laisser surgir la mentalité fétichiste. On ne s'étonne d'ailleurs pas des réactions des collègues qui, une fois initiés lors d'un soin traditionnel, ne jurent que par leur maître initiateur.

Le Bantu civilisé est un scientifique fragile, car on le voit presque spontanément adopter une attitude qui est aux antipodes de la rationalité dès lors que son existence est en péril. Ces certitudes scientifiques tombent dès qu'il est à l'épreuve d'un problème existentiel et sa lucidité d'homme de sciences s'obscurcit. Il est prêt à croire à tout, devient crédule au point même de se laisser abuser par le charlatan le plus irrationnel.

C'est dans ce sens que Tempels, dans son ouvrage *À la trace d'une philosophie bantoue,* affirme que : « De même voyons-nous tant de nos Bantous, évolués, civilisés, voire chrétiens, qui retournent à leur attitude ancienne, chaque fois qu'ils sont sous l'emprise des ennuis, du danger ou de la souffrance[30] ». Les charmes magiques que les Luba confectionnent à partir de fragments du monde animal, végétal et minéral et qui sont utilisés pour inviter un esprit à prêter sa puissance transcendante à celui qui les sollicite trouvent ici leur pleine signification.

---

[30]TEMPELS (P.) : *À la trace d'une philosophie bantoue,* cité par ELUNGU (P.E.A.) : *Éveil philosophique Africain,* L'Harmattan, Paris, 1984, p. 18.

5) La mentalité fétichiste et violence

Cette mentalité magique justifie la violence dans la société africaine, voire des pratiques charlatanesques de la médecine traditionnelle. Cela justifie la proximité entre les tradipraticiens et les actes de sorcellerie. Or, la sorcellerie apparaît comme l'un des fléaux les plus importants de l'Afrique ; elle est le fondement épistémologique des maux et des maladies. La croyance que les sorciers ont la capacité de manipuler les forces occultes et exercent sur leurs victimes deux formes de violence est très développée. Qu'est-ce qui caractérise cette violence qui situe la médecine traditionnelle dans l'univers de l'occultisme et de l'ésotérisme ?

La première forme de violence est physique, elle se rapporte à tout ce qui concerne les brutalités exercées sur le corps, pour le dénaturer, le déformer et, partant, pour le détruire. La force mystique est utilisée ou pour rendre malade, ce qui explique le type de maladie que l'on nomme au Gabon, le « fusil nocturne[31] » qui est une force destinée à provoquer une chute. Albert de Surgy, qui a travaillé sur les fétiches, montre qu'il existe des fétiches et des recettes magiques comportant une force, dont la finalité est de rendre malade ou de neutraliser la force malveillante. Il dit :

> *Selon A.S. (Tsévié), il existe un* ***ama*** *que l'on froisse et que l'on enterre ou dissimule devant le passage de quelqu'un, par exemple au seuil de sa porte. Dès lors que le sujet visé*

---

[31] C'est un sort que l'on pose sur le passage comme un piège et, lorsque la victime le traverse, elle ressent comme une crampe électrique. Quelque temps après, il y a une enflure qui ressemble à un abcès qu'il ne faut pas percer en l'absence d'un connaisseur.

enjambe cet ***ama****, il est frappé d'étourdissement ou de paralysie qui le fait tomber par terre et se blesser. Un devin pourra détecter que l'accident est dû à la présence ama. Il cherche alors à découvrir où il se trouve, pour le détruire, où quel est* ***l'ama*** *capable de le neutraliser*[32].

Cette forme de violence identifie la cause de la maladie comme l'expression de la volonté malveillante du détenteur d'un savoir occulte qui emploie tout son génie en utilisant des connaissances qui visent à perturber l'équilibre de sa victime. Ce sont des « jeteurs de sorts », des « mangeurs d'âmes » que l'évêque de Maroua, Mgr Philippe Stevens, détermine comme « un des principaux maux de notre société d'ici, une catastrophe au même titre que *l'arki*, le sida ou la famine[33] ». On n'est jamais étonné de constater que les tradipraticiens soient cités comme des complices de ces malfaiteurs. Cela est contradictoire avec l'idée d'une médecine traditionnelle comme *solution appropriée* pour la lutte contre cette violence sorcière.

Au regard de l'importance de la croyance aux effets de la sorcellerie, « la maladie, quelle qu'elle soit, apparaît presque toujours comme « le résultat d'une volonté ou d'une force extérieure à l'individu : volonté d'esprits invisibles (…), volonté d'êtres humains à l'esprit mauvais et aux pouvoirs redoutables, ou la rencontre avec une force dangereuse »[34]. Il apparaît alors impossible d'envisager la médecine traditionnelle selon le mode de connaissance exigé par la rationalité scientifique.

---

[32] De SURGY (A.) : *Nature et fonction des fétiches en Afrique noire,* L'Harmattan, Paris, 1994, pp. 156-157.

[33] LUNEAU (R) : *Comprendre l'Afrique…,* Karthala, Paris, 2002, p.44.

[34] TRINCAZ (J.) : « *Mythes, sens et représentations de la maladie chez les Mancagnes du Sénégal* », Psychologie Africaine, vol. IX, n° 1, 1973, p.82

La problématique de la santé et de la maladie s'explique alors à partir d'un imaginaire qui atteste la possibilité pour l'homme d'influencer et de manipuler, à l'aide des propriétés occultes, des objets. Dans ce cas, le tradipraticien et le sorcier sont des individus qui maîtrisent les sources d'émission des influences. C'est la raison pour laquelle il convient de souligner que depuis les origines, la société traditionnelle africaine pose la problématique de la santé en rapport avec celle relative à l'environnement. La maladie est perçue naturellement comme une rupture d'équilibre entre un univers humanisé (le village) et un univers sacré (la forêt) abritant toutes les forces invisibles, mais détenteur des connaissances des trois règnes de la nature.

6) De l'oralité, la transmission et la science

Il est donc certain que l'on ne peut nier l'efficacité d'une médecine traditionnelle qui a fait ses preuves et à laquelle plus de 80 % de la population continue de recourir pour un certain nombre de pathologies qui, souvent, sont encore inconnues de la médecine moderniste. L'on devrait tout de même reconnaître qu'elle éprouve d'énormes difficultés relatives à son mode de transmission : l'oralité.

Cette problématique de la transmission des savoirs et des pratiques traditionnelles de la médecine de culture africaine ne repose pas essentiellement, comme on l'a souvent dit, sur les questions de posologie ou de mesures comme problème épistémologique. Car, en fait, l'enjeu de la collaboration entre médecine traditionnelle et médecine moderniste consiste dans la manière de nommer la plante et de l'utiliser.

Pour ce qui est de la nommer, les tradithérapeutes sont souvent généreux au point de vous montrer des plantes, la composition des recettes, la méthode d'utilisation sans pour autant vous en donner les noms, même dans leurs langues vernaculaires. Le plus important n'est donc pas de leur exiger la méthode comme une sorte de machine à produire la pertinence ou l'efficacité du produit. Ce qu'il faut leur exiger, ce n'est pas seulement le mode d'emploi de la raison, mode de raisonnement par lequel ils sont parvenus à la construction de leurs pratiques. Il faut plutôt chercher à réformer leur entendement au regard des exigences de la rationalité.

Dans cette perspective, sortir de l'oralité en accédant à l'écriture semble être le chemin privilégié pour la promotion de la médecine traditionnelle dans les systèmes de santé africains.

Médecine moderne africaine

A — UNE MÉDECINE AFRICAINE

1— Une médecine africaine authentique

Toute notre réflexion épistémologique et éthique sur la rationalité a pour unique ambition de répondre à une unique question : « quelle médecine pour l'Afrique ? » Pour répondre à cette question, nous tenons compte des trajectoires historiques des cultures qui fécondent la rationalité médicale en vue de produire une médecine interculturelle. Une telle médecine ne peut prendre forme qu'en prenant, sans en exclure aucune, toutes les formes de pratiques de guérison traditionnelles et modernes. La question sous-jacente à ce travail consiste à savoir si, de manière globale, la médecine négro-africaine suit historiquement la même trajectoire que celle qu'a suivie la médecine occidentale.

En médecine occidentale, cette réflexion a été menée par Claude Bernard qui divise l'histoire de la médecine en cinq étapes en partant de la médecine magique pour arriver à la médecine expérimentale avec l'utilisation de la biologie et aujourd'hui de l'imagerie médicale informatisée.

Nous avons la conviction que cette médecine interculturelle sera le fruit d'une collaboration entre médecins et tradipraticiens. Cependant, la réalisation d'une telle collaboration n'implique-t-elle pas la nécessité de prendre en compte la trajectoire de leurs différentes évolutions ? Si nous répondons par l'affirmative, alors on identifie la complémentarité des deux médecines comme la solution aux problèmes de santé en Afrique.

Mais nous sommes obligés de nous interroger sur la nécessité pour la médecine traditionnelle de suivre la même trajectoire que la médecine occidentale. La scientificité de ses pratiques de guérison est-elle ce qui doit caractériser cette médecine ancestrale afin qu'elle occupe, enfin, la place qui lui revient à côté de la médecine officielle ?

Pour parler simplement, la question est la suivante : faut-il que la médecine traditionnelle emprunte la même évolution d'intégration progressive des sciences expérimentales afin que la complémentarité entre les deux médecines soit effective ? Est-ce que l'efficacité de ses pratiques ne suffit pas, dans la mesure où tout ce que nous attendons tous de la médecine c'est qu'elle soit capable de guérir ? La vraie médecine n'est-elle pas celle qui soigne et guérit nos maux ?

En réalité, si l'on continue à envisager le domaine de la médecine traditionnelle comme celui *des pratiques magico-religieuses,* la complémentarité que nous recherchons risque d'être impossible. La médecine moderne ne peut s'accommoder du religieux, même si une véritable complémentarité exige que chacune des médecines apporte à l'autre les différents éléments qu'elle n'utilise pas[35]. La complexité de la nature humaine l'exige, car on ne peut ni réduire

[35] Si l'on ne considère pas la production de la médecine traditionnelle comme du médicament en raison de son manque d'observation des principes de la rationalité, si l'on exclut l'imaginaire des pratiques de soins alors même qu'il est un mode de connaissance tout aussi utile à l'homme que la rationalité, on refuse donc de considérer l'homme comme un être métaphysique.

l'homme à un amas d'organes ni à un pur esprit. La complémentarité tient donc du fait que l'homme est un être complexe que la hiérarchisation des systèmes thérapeutiques ne saurait satisfaire.

Que va apporter l'une où l'autre médecine dans l'efficacité de la prise en charge de la maladie, l'amélioration de la santé ou du bien-être de l'homme ? Le fait est que l'on n'a jusqu'ici pas compris que l'imaginaire est un mode de connaissance spécifique qui, comme la rationalité, utilise ses mesures. La mesure joue un rôle déterminant dans le processus d'élaboration des remèdes traditionnels grâce à l'application des méthodes propres à cette médecine. L'utilisation simultanée, en fonction des cas de maladie, serait donc une très bonne chose en médecine interculturelle. C'est la raison pour laquelle tous nos travaux ont pour ambition de montrer qu'il est nécessaire d'intégrer la médecine traditionnelle à la biomédecine.

2— Quête de la cause

En fait, ce que recherche le tradithérapeute dans la composition du médicament, ce n'est pas ce qui apparaît symptomatiquement comme manifestation de la maladie, mais ce qui anime, manifeste cette maladie. C'est une médecine causale, c'est-à-dire qu'il est impossible de prétendre guérir si la cause n'est pas identifiée. Mais la cause peut être matérielle et dans ce cas la maladie est dite naturelle ou spirituelle, alors elle est causée soit par un individu, soit par une entité spirituelle quelconque.

Le diagnostic étiologique est essentiellement une quête de la cause en vue de la qualifier. S'agit-il d'une maladie naturelle ou spirituelle ? Dans le deuxième cas, il faut dégager le sens et les raisons. Le processus du diagnostic conditionne celui de la prise en charge du malade ; car le traitement peut aller du simple massage à l'exécution d'un rite initiatique **ou a l'obligation d'entreprendre sans délai les démarches devant aboutir à un mariage familial, légal, et religieux impliquant la bénédiction du Tout-puissant**. Tout le rituel consiste à épouser la signification vitale et spirituelle des êtres : quelle est leur essence ? Le soignant s'engage dans une quête consistant à traduire ce qu'il observe attentivement sur le corps du patient. Il noue une relation fraternelle et paternelle avec celui-ci aux fins de vibrer avec les êtres de son environnement. On comprendra la tonalité du séjour thérapeutique à travers les propos suivants de Léopold Sédar Senghor : « la raison nègre se coule dans les artères des choses, elle en épouse les contours pour se loger au vivant du réel ». Cela voudrait-il dire que le geste thérapeutique consiste à préparer l'être du patient pour qu'il se montre attentif aux symboles ?

Car, celui-ci doit s'exprimer de préférence de manière symbolique en ce sens que la pensée symbolique, dans l'univers de la médecine traditionnelle, n'est nullement une pensée secondaire, mais le mode de pensée privilégiée. On est continuellement attentif à la présence de puissances invisibles à l'œuvre dans le monde de la guérison. Le patient, de même que le soignant, est attentif à toutes les manifestations qui se déroulent dans son environnement physique.

Il dispose sa conscience pour qu'elle communie aux puissances invisibles à l'œuvre dans son entourage en s'appuyant sur le visible comme symbole ou comme signes représentatifs des réalités invisibles, utiles pour sa guérison.

Le rituel thérapeutique n'est pas autre chose qu'un moyen consistant à préparer le corps humain pour qu'il dispose l'esprit dans une démarche spirituelle où il s'appuie sur des associations visuelles, émotives. La compréhension du sens de la maladie est finalement fonction de la capacité de production d'associations d'impressions. Pourquoi ? Parce que la rationalité organiciste pose l'imagination comme le prolongement de l'observation.

3— Le symbolique comme rationalité

Conduire des recherches appliquées sur le terrain, dans le milieu des tradithérapeutes, pour mieux connaître les ressources de leurs thérapies, mais aussi, pour engager une réflexion institutionnelle sur leur intégration, cela implique une connaissance approfondie de leurs représentations. Médecine naturelle, ses praticiens sont naturellement attentifs au langage symbolique à travers lequel la nature nous parle et leurs actes de soins ne se fondent donc pas sur les principes de la raison dialectique. Pour en comprendre le sens, il faut une herméneutique de l'image symbolique. Dans quelle langue s'expriment les tradipraticiens ? Le vocabulaire utilisé en médecine traditionnelle comporte-t-il les mots ayant la même signification que celui de la langue usuelle ? Que dit, par exemple, un tradipraticien quand il affirme que quelqu'un est cliniquement malade parce qu'il est « mangé » en sorcellerie ?

Le tradithérapeute utilise le symbolisme pour rendre visibles et intelligibles les puissances invisibles et incompréhensibles rationnellement. Ce mode de rationalité répond à un impératif consécutif à la vision du monde qui rend nécessaire cette pratique de soins.

Car, il permet au praticien d'évoquer, avec autant de vigueur et d'assurance que d'exactitude, la nature essentielle de certaines maladies qu'il décrit souvent avec beaucoup de précision. Il y a un adage populaire qui dit, « *il ne faut pas regarder là où on a chuté, mais il faut bien scruter l'endroit où l'on a buté* ». Ce propos témoigne de la volonté de rechercher la cause première dont la maladie n'est que la conséquence : la réalité matérielle d'une pathologie n'est, en fait, qu'une manifestation de ce qui se produit dans l'invisible.

Or, si l'invisible se dévoile symboliquement en raison du fait que chaque élément dans la nature joue un rôle déterminant dans le décryptage du sens, la médecine traditionnelle se caractérise donc comme un domaine du sacré. Elle introduit le sujet dans un monde sacré et ordonné qui apparaît comme un tout ordonné à travers lequel la vie se donne simultanément en provenance de ces diverses origines.

Pour sa croissance, l'individu reçoit les multiples influences de ces différents éléments depuis sa conception dans le ventre de sa mère et tout au long de la trajectoire qui le mène de la naissance à la mort. Pour comprendre ce qui le mine, il faut lire sa trajectoire. La lecture rigoureuse de cette trajectoire conduit le tradipraticien expérimenté à démasquer le moment de l'installation des troubles qui émanent de la conjonction mal coordonnée des forces cosmiques.

Cette absence de coordination et de digestion des énergies entraîne généralement des perturbations qui provoquent des défaillances dans le fonctionnement de l'organisme. La démarche initiatique apparaît comme l'ultime démarche au cours de laquelle l'individu perturbé va à la quête de sa propre existence : il cherche essentiellement à réorganiser ses facultés vitales.

C'est la raison pour laquelle, lors de la consultation, on expliquera à la personne, sur la base des indices rassemblés, les causes de ses troubles et on lui indiquera la procédure à suivre pour se soigner : l'initiation comme moyen de clarification de l'origine des troubles.

4— Le compte rendu de nos recherches sur le terrain

Concrètement, il nous est difficile de conserver la mémoire de nos activités scientifiques à cause de l'oralité et la fainéantise des chercheurs qui ne sont pas capables de rendre compte de leurs activités de recherche dans le domaine concerné. Pourtant, les recherches en Sciences humaines et sociales ayant pour objet la santé, en particulier la philosophie des sciences et l'anthropologie de la santé ont fait l'objet de développements importants au cours des années écoulées au sein des centres de recherches et des universités gabonaises.

Mais, on n'a pas le compte rendu des travaux issus des rencontres entre praticiens et théoriciens, en sachant bien que ces comptes rendus pourraient être utiles en faveur du système de santé gabonais. On ne retrouve pas cette longue littérature qui pouvait permettre de constituer, comme nous le souhaitions, un Groupement d'Intérêt scientifique où chercheurs du CEGARES, du CENAREST, les administratifs du ministère de la Santé et les praticiens hospitaliers du système de santé publique et privée gabonais travailleraient ensemble sur la problématique : **Santé & Développement** ».

Ces rencontres avaient pourtant l'ambition de développer, dans le monde de la recherche et de la formation, au niveau des instituts et des laboratoires relevant du Ministère de la Recherche et du Développement technologique, du Ministère de l'Enseignement et des Hôpitaux du système de santé gabonais, une tradition de volonté d'interdisciplinarité qui s'est concrétisée dans le cadre de l'animation scientifique engagée par le CEGARES depuis 2005.

Le manque d'une littérature pertinente en terme de compte rendu étayé de nos activités constitue un handicap pour la constitution d'un dossier à soumettre au gouvernement. Ce dossier devait permettre de demander à l'État gabonais de renforcer la recherche en épistémologie et éthique médicale par la création du laboratoire « Santé, Développement, Individu et Société » à partir d'un partenariat constitué entre le CEGARES et le CENAREST.

Cette thématique devait permettre la mise en place des formations qui devaient permettre le renforcement des capacités en matière de médecine au Gabon. C'est une initiative qui aurait eu pour intérêt de permettre aux chercheurs des Sciences humaines et sociales de mettre à la disposition des praticiens et des décideurs, des outils permettant de mieux lutter contre la pauvreté et d'améliorer l'environnement hospitalier.

Malheureusement, en l'absence d'informations, il a été difficile, dans ce contexte, de produire des actes pour les comptes rendus de ces activités que nous organisons : colloques, ateliers, journées d'étude. Ces rencontres mettaient les praticiens des deux médecines face à face.

C'est un coût que de rassembler sur un site, les spécialistes des deux médecines et des chercheurs en sciences humaines et sociales ayant la santé pour objet. Pour réparer ce défaut majeur, nous revenons sur le contenu de ces rencontres à travers certaines de nos publications. C'est le cas de notre ouvrage intitulé *Réflexions sur la philosophie du médicament et du soin. La rationalité des remèdes traditionnels,* texte publié en 2011 chez L'Harmattan. Il s'agit d'une « réflexion synthétique fondée sur plusieurs entretiens avec des universitaires et des praticiens des médecines moderniste et traditionnelle.

C'est la trace d'un travail abattu auprès des acteurs de la santé et des universitaires de diverses disciplines des sciences humaines et sociales. Elle porte essentiellement sur la rationalité médicale et a pour finalité de comprendre l'identité du médicament en rapport avec les imaginaires ». Dans ce texte, « nous rendons compte des réflexions de nombreux spécialistes de la philosophie, de la sociologie ou de l'anthropologie de la santé qui avaient pris part aux colloques organisés par le Centre Gabonais de Recherches en Éthique et Santé (CEGARES) entre 2006 et 2007[36] ».

Nous provoquons au quotidien des réflexions entre les praticiens en vue de concilier une recherche universitaire théorique avec les réalités socioculturelles des Gabonais. Cette recherche illustre ainsi les intérêts de l'épistémologie critique et de l'éthique appliquée et a l'avantage d'approfondir notre connaissance anthropologique, sociologique, philosophique et métaphysique de l'homme dans la société africaine traditionnelle. Ainsi, l'étude de la médecine traditionnelle nous laisse découvrir l'aspect pédagogique, donc formateur, de la conscience de l'Africain, dans la société traditionnelle.

---

[36] MVONE-NDONG (S.-P. E.) : *Réflexions sur la philosophie du médicament et du soin. La rationalité des remèdes traditionnels,* L'Harmattan, Paris, 2011, p. 7.

Prenant l'exemple des Fangs nous insistons dans *Melan et Christianisme. Fondement de la tradition fang* sur l'idée selon laquelle l'initiation est une école d'apprentissage et qu'il ne faut pas la considérer tout simplement dans son aspect thérapeutique. La personnalité d'un peuple, c'est-à-dire ce qui le caractérise fondamentalement, est construite par un ensemble d'actes initiatiques acquis au cours des différentes étapes de sa vie. S'intéresser à l'initiation, c'est tenter de comprendre l'homme à travers son développement socioculturel dans l'univers africain : en Afrique le destin se prépare et cette préparation requiert les compétences des tradithérapeutes. Les rites initiatiques ont une fonction sociale déterminante :

> *(...) le rite participait de la formation de l'homme dans la société traditionnelle. La pratique rituelle détermine les conduites sociales en ce sens que les initiés, selon les situations, adoptent des conduites édictées par le cercle des initiés. Selon les recommandations reçues, les initiés d'un rite déterminé se conduisent d'une manière spécifique qui les distingue des autres membres de la communauté*[37].

L'éthique du respect de la vie qui a fait d'Albert Schweitzer l'un des précurseurs du mouvement écologique devrait trouver son fondement dans le comportement de l'initié. Car si le concept de respect est une notion essentielle dans la société traditionnelle, parce qu'il réglemente et régule les rapports entre les classes d'âge, cette éthique s'exprime dans le respect de la société et de l'environnement. Chez les initiés, la différence de sexe, le respect que l'homme doit à son prochain s'étendent à la nature.

---

[37] NGWA NGUEMA et al : *Melan et Christianisme. Fondement de la tradition fang*, L'Harmattan, Paris, 2011.

5— Faire le pont entre le nord et le sud

Sortir l'Afrique de la fracture scientifique et numérique est l'une de nos préoccupations majeures. Aussi travaillons-nous à favoriser les initiatives scientifiques et des participations croisées en vue de la circulation des savoirs entre le Nord et le Sud et inversement. En invitant les chercheurs des universités européennes dans nos activités scientifiques, nous transférerons, dans l'environnement scientifique gabonais, de recherche appliquée, des normes de construction du savoir universitaire occidental sur les questions de la santé, de l'écologie et du développement durable. En même temps, nous occasionnons le transfert vers les centres de recherches occidentaux, notamment français et allemands, des informations essentielles pour nourrir l'anthropologie médicale comparative.

Rappelons que ces recherches se poursuivent en prolongement des travaux menés à Lyon pendant nos études doctorales au sein des différentes équipes de recherches (RISES, Institut de Recherche Philosophique de Lyon IRPhiL, SIS, etc.). On peut dire sans ambages et sans restriction que notre recherche œuvre pour l'anthropologie médicale et pour les problématiques interculturelles, sans jamais cesser de conserver la spéculation philosophique.

La réalité du terrain

1— Un contexte favorable à la corruption

Le contexte social africain est tel que le système politique et économique est favorable à la corruption de fait. De fait, il n'est pas possible aux citoyens de développer leurs talents à cause des détournements de financements. On est dans un contexte où il est particulièrement difficile pour les praticiens de la santé – des médecins, des infirmiers ou infirmières, des sages-femmes et des techniciens de la santé – de développer leurs compétences.

Les administrateurs de crédits utilisent les budgets alloués aux hôpitaux pour l'approvisionnement en produit cosmétique, pour entretenir parents, amies et connaissances : « Que vous soyez à Libreville ou à l'intérieur du pays, la problématique du sous-équipement se pose de la même manière à tel point que les praticiens ne peuvent pas poser certains gestes médicaux en toute sécurité et avec sérénité parce qu'ils évitent de mettre en danger la vie des patients[38] ». Notre activité de recherche nous amène à solliciter une réforme du système national de santé basé sur les principes de la bonne gouvernance. Cela permet d'indiquer la nécessité d'articuler les questions de l'éthique et de la santé publique en s'appuyant sur les fondements de la tradition gabonaise et sur les exigences de la modernité.

---

[38] MVONE-NDONG (S.P. E.) : *Santé et précarité au Gabon. Le système de santé gabonais comme un texte,* L'Harmattan, Paris, 2011, p. 56.

Ce contexte explique le développement du fétichisme en milieu hospitalier et administratif gabonais. Par fétichisme, il faut entendre un ensemble de connaissances et de pratiques rationnelles ou irrationnelles permettant à ceux qui les utilisent de se valoriser individuellement, égoïstement au détriment de la communauté.

En ce sens large, le fétichisme est un détournement de la science, qui devrait être au service de tous, au profit personnel d'un ou de plusieurs individus. On a ainsi des professeurs de médecine qui ont des comportements fétichistes, ils terminent toute leur carrière sans former un seul praticien à leur spécialité. Au plan médical, il s'agit d'un usage des institutions thérapeutiques qui sape les fondements de la conscience morale en milieu hospitalier conventionnel et traditionnel. Cet usage crée nécessairement, dans la société, un climat d'insécurité et institutionnalise la corruption, la fraude, le népotisme et le totalitarisme.

Le fétichisme soutient des comportements individualisant qui, poussé à l'extrême, finit par façonner les mentalités pour se cristalliser en de véritables « autoroutes du mal ». Dans ce cas, les hôpitaux et les villages thérapeutiques peuvent devenir des véritables lieux de culture de la corruption et de la pratique du mal. Car, le fétichisme est une action sournoise ayant pour objet d'exercer une contrainte absolue grâce aux connaissances et pratiques occultes de tout acabit qui portent atteinte à la liberté.

En ce sens, le fétichisme est une imposture, une lâcheté, une ruse de la part d'un individu qui agit frauduleusement afin de tirer illégitimement avantage en brouillant les pistes.

À chaque fois qu'un Médecin ou un Nganga se livre à des pratiques qui favorisent l'émergence de la corruption dans son milieu de travail, il ouvre une « autoroute du mal ». Et, par lui, l'hôpital ou le *mbandja* devient le maillon d'une « structure du péché ». Car, il se trouve malheureusement que ceux qui s'occupent de la santé se rendent coupables, à tort ou à raison, d'actes ignobles.

Pratiquer le fétichisme revient à livrer un savoir à quelqu'un pour lui permettre de transgresser impunément les normes, ce sont des moyens que l'on confère à des individus qui exaltent des comportements égoïstes, des personnes malhonnêtes, à la conscience morale daltonienne : ils confondent le bien et le mal. Pour utiliser un langage médical, nous dirons que le fétichisme consiste à produire des « médicaments aux effets anesthésiants », destinés à lénifier des personnes afin de les exploiter.

Ceux qui s'adonnent à cette pratique trahissent leur conscience en se mettant dans des situations regrettables, honteuses et moralement insoutenables. Pour ne pas se faire prendre, ils recourent à une « morphine psychologique » qui empêche la conscience claire d'être sensible à ce qui est mal et qui provoque des remords. Cela leur confère un pouvoir de malversations, leur permettant de spolier davantage la communauté. Voilà ce qui se passe lorsqu'un médecin exploite son malade !

Cette explication nous permet de montrer que la médecine (moderne et traditionnelle) est devenue, en Afrique, une véritable « structure du péché ». Voilà une structure déviante qui se trouve au cœur de la société moderne : des politiques, des chefs d'entreprises, des hommes et femmes fréquentent ces différentes sphères de la santé qui deviennent des « autoroutes du mal ».

Certains se rendent chez des Nganga pour avoir un pouvoir leur permettant de manipuler un mari, une épouse, ses collaborateurs et d'autres, pour attirer la clientèle et obtenir une promotion.

À ce titre, l'on dira qu'il s'agit d'une utilisation d'un pouvoir magique permettant de passer outre les normes sociales en vue d'accéder à des promotions. Mais, cette volonté de manipuler et d'agir contre le bien commun n'est pas l'apanage des tradipraticiens : des Médecins en sont devenus des maîtres.

Ils délivrent des ordonnances médicales à des gens qui ne sont pas malades pour leur permettre d'enfreindre des règles dans leurs entreprises respectives. Beaucoup de fonctionnaires fantômes justifient auprès des employeurs leur absentéisme au lieu de travail à partir de documents médicaux illégaux légalement signés par des médecins. D'autres médecins sont régulièrement affectés dans des centres médicaux publics, détournent les malades pour alimenter leurs cliniques privées et les pharmacies dont ils sont des sociétaires.

Ainsi, des structures publiques sont utilisées et squattées, colonisées et pillées par des employés que l'État paye régulièrement, mais qui trouvent le moyen de scier la branche sur laquelle ils sont assis. Dans la cité, on parle des médecins qui délivrent de longues ordonnances avec des médicaments que l'on ne trouve que dans des pharmacies précises. Et, si l'on venait à vérifier le rapport entre le médecin et le responsable de la pharmacie, on trouve qu'il en est le propriétaire ou l'actionnaire.

Pour ne pas se laisser prendre par la loi, les quelques praticiens indélicats recourent à des pratiques fétichistes. Voilà pourquoi, à cause du fétichisme, nous dirons que les populations africaines ont une forte conscience du mal. Ici, le mal s'enracine dans la société en se structurant paradoxalement à partir des cadres fondamentaux que sont : la médecine moderne et la médecine traditionnelle.

Curieusement, ceux vers qui nous allons pour nous délivrer du mal finissent par tenir en otage la société tout entière. Les protecteurs de la vie sont devenus des pirates ; ils confisquent le savoir destiné à promouvoir l'équilibre global du corps social. Il y a, là, un dérapage qui met en sommeil la conscience morale, créant ainsi, dans des centres hospitaliers, des réseaux du mal se manifestant par le mauvais accueil fait aux malades. Infirmiers et médecins peuvent alors se partager des médicaments destinés aux patients sans aucun remords, parce qu'ils utilisent un pouvoir de manipulation.

Ce recours à des réseaux mafieux est soutenu psychologiquement par une explication conforme à la weltanschauung négro-africaine. Celle-ci montre que tout pouvoir est une force alimentée par un invisible, un non-dit, qui la sous-tend.

À cet effet, M. L'abbé Noël NGWA écrivait : « notre peuple, en effet, semble aujourd'hui paralysé par une peur qui ne peut s'expliquer que par la qualité de sa foi, foi en Dieu et foi en lui-même. Croire aux fétiches et se munir de protection démontre le peu de confiance en Dieu et en soi »[39]. Autrement dit, dans cette psychologie, le fondement de tout pouvoir consiste en l'utilisation d'éléments qui permettent de violer les mécanismes rationnels d'un jeu de forces.

De ce fait, tout succès ne relèverait nullement du charisme individuel de l'acteur, mais d'un ensemble de manipulations rationnelles ou ésotériques

---

[39] NGWA NGUEMA (N.) : *Église du Gabon lève-toi et marche !*, Baobab, Kinshasa, 1994, p. 39

débouchant parfois sur des réseaux mafieux. C'est ainsi que gagner une élection politique requiert, de la part du candidat, des sacrifices obscurs de telle sorte que le temps d'une élection municipale ou législative se déroule, le plus souvent dans la psychose d'un éventuel enlèvement par une certaine « voiture noire ».

On parle d'enlèvements, de mutilations, des sacrifices humains. Ce climat d'insécurité se développe dans toute l'Afrique comme l'indique si bien le théologien Efoe Julien Penoukou :

> *On ne dira jamais assez combien la préoccupation du mal, la peur du mal, tourmente et même obsède la conscience des sociétés africaines. Ici, l'on se dit entouré d'esprits et de génies mauvais, là, ce sont des sorciers, les jeteurs de sorts, les envoûteurs, qui menacent et traumatisent*[40].

Fort de cette citation, nous pouvons affirmer, sans exagérer, que le fétichisme soumet la société à un climat de suspicion et de peur alimenté par des terroristes. Il est donc l'expression de la manifestation d'une réelle volonté de pouvoir et de domination. Une société marquée par le fétichisme est celle dans laquelle le pouvoir politique, économique et financier se concentre dans un petit nombre de mains.

2— Critique du fétichisme

En somme, encourager le fétichisme c'est renforcer les fondements discrétionnaires qui ouvrent la voie à des malversations dont se sont rendus coupables tous les systèmes politiques dictatoriaux durs ou souples d'Afrique. Féticher, c'est mettre un savoir (rationnel ou irrationnel) au service d'un ou de quelques individus qui, conscients de leur pouvoir, vont instaurer une domination, par des moyens politiques et

---

[40] PENOUKOU (E.J.) : *« Réalité africaine est saluée en Jésus-Christ »* in *Spiritus,* n° 89, déc. 1982, p. 374.

économiques, sur le reste de la population. Ainsi, en Afrique centrale, certains chefs d'État font des alliances avec des familles qui sont les dépositaires du Ndjobi, secte réputée puissante, dans la seule intention de s'approprier leurs forces mystiques et spirituelles. C'est une stratégie qui leur permet d'assouvir leur volonté de puissance. Ces connaissances ont pour objet la puissance permettant de contrôler l'appareil judiciaire, la police. Ce sont des pratiques ayant pour finalité le brouillage de la vérité.

Vu ainsi, on doit concevoir le fétichisme en tant que moyen de construction et de structuration des fondements du mal dans un pays ; il est assimilable à la corruption, il est un jeu de détournement de fonds et des libertés.

Il n'est donc pas étonnant de constater que le fétichisme se développe à une vitesse exponentielle dans des pays dits corrompus. C'est le cas du Cameroun qui a été classé par *Transparency International*[41], entre 1998 et 1999, comme le premier pays au monde le plus corrompu et qui, en l'an 2000, occupe la septième place dans cette même liste.

En fait, les évêques camerounais dénoncent à tire-d'aile, depuis 1971 le rapport étroit entre fétichisme et corruption dans ce pays-là. C'est d'abord Mgr Jean Zoa qui pose le diagnostic :

> *« Dieu sait combien nos masses rurales, même scolarisées, vivent avec une mentalité préscientifique et fétichiste tuant toute possibilité d'une montée collective et rapide. Voilà un*

[41] C'est une O.N.G. ayant pour mission d'amener les gouvernements à mieux rendre compte de leur gestion. Transparence Internationale est une véritable vitrine de contrôle permettant de freiner la corruption internationale son adresse Web est la suivante : www.transparency.de

mal qui mériterait le nom de fléau pour toute l'Afrique noire »[42].

Parce que la corruption est devenue un véritable mode de gouvernance, les évêques camerounais poursuivent leur exhortation en publiant une lettre pastorale en l'an 2000 dont le titre évocateur est : « lutter contre la corruption au Cameroun ». Cette assertion n'exige pas d'amples justifications, elle s'explique d'elle-même au regard de l'attitude des responsables politiques et décideurs dans les pays africains.

S'ils sont régulièrement chez les tradipraticiens, les prêtres et les marabouts, ce n'est pas seulement pour des questions de santé physique et mentale : beaucoup y vont pour « cacher le corps dans une marmite ». Ils estiment qu'ils seront à l'abri de la vérité grâce aux prières et/ou pratiques fétichistes du gourou. Le savoir des magiciens permettrait ainsi de jeter un brouillard épais sur les malversations des fraudeurs et des pilleurs.

En conséquence, la notion de fétichisme évoque, en ce qui concerne l'Afrique, la construction d'un vaste chantier autoroutier permettant aux agents du mal de circuler librement. Mais les ingénieurs de cette entreprise sont (aussi), malheureusement, des hommes de la santé qui se rendent responsables de pathologies sévères dans la société africaine.

3— L'initiation

En s'initiant, le sujet pénètre un univers mythique qui fait sens parce qu'il est sous-tendu par une croyance qui donne toute sa consistance à la vision du monde des peuples qui pratiquent certaines formes

---

42 Cité par LUNEAU (R) : *Comprendre l'Afrique. Évangile, modernité, mangeur d'âmes,* Paris, Karthala, p. 63.

de médecine traditionnelle. Cet univers de croyance est peuplé d'ancêtres qui, du reste, sont en relation avec leur descendance, tel est le sens de l'initiation au *melan*. En effet, « s'initier, au *Melan*, n'est-ce pas tenter de répondre à trois questions [philosophiques] fondamentales à partir desquelles tout sujet donne sens à son existence ? Ces questions sont les suivantes : "*qui suis-je ?" "D'où viens-je ?" "Où vais-je*[43] *?"* Le plus curieux, c'est de savoir que dans le cadre de ce rite initiatique, toutes ces questions se rapportent à l'Ancêtre ».

Le rite prépare la conscience à intégrer les différentes valeurs éthiques qui construisent la personnalité d'un individu au sein de sa communauté en le préparant à traverser les différentes épreuves de la vie. Du reste, comprendre la valeur des rites initiatiques dans la société traditionnelle, c'est répondre à la question de l'anthropologie philosophique : « qu'est-ce que l'homme ? »

4— Le courage

On ne peut répondre à une telle question que si on l'amène à prendre conscience qu'il vit « dans un milieu qui lui est généralement hostile » et qu'il lui faut « un minimum de courage » pour s'en sortir. Puisque le principe de la philosophie africaine, c'est la force, le courage qui constitue l'un des fondements de celle-ci. Il est l'arme qui lui permet de « triompher de la peur d'où qu'elle vienne. Il lui est également nécessaire pour défendre les siens. Car ce n'est pas tout de prendre

[43] NGWA-NGUEMA (N.) et al : *Melan et christianisme. Fondement de la tradition fang,* L'Harmattan, Paris, 2011, p. 2011.

femme et de faire des enfants. Il faut encore s'occuper d'eux, les protéger et si c'est nécessaire, savoir donner sa vie pour eux. Toute sa vie on doit se battre non seulement pour soi, mais encore pour sa famille[44] ». Mais être un homme, ce n'est pas seulement avoir du courage, c'est surtout travailler au maintien des relations les plus affectueuses avec la source de sa vie. Car, la vie a besoin de se ressourcer et c'est cela qui donne tout son sens à la démarche initiatique.

5— Les ancêtres

L'initiation est une démarche religieuse par laquelle le sujet se découvre et s'engage à respecter les liens par lesquels les membres vivants s'unissent concrètement à leur ascendant. La communauté des initiés se présente elle-même comme le lieu par lequel se constituent, se structurent, se hiérarchisent et se maintiennent les liens de vie. Quel que soit le rite initiatique qui prend en charge la santé du patient, les initiés ont la conviction que les vivants dépendent des morts comme le soldat dépend de son supérieur. Ce qui donne toute consistance à la démarche initiatique traditionnelle, c'est effectivement la croyance à l'action bienfaitrice des défunts. Ils participent même au Conseil des Anciens qui se charge souvent d'examiner les situations jugées alarmantes lorsque la société est en péril.

La guérison traditionnelle associe les différentes dimensions de la vie dans la quête pour la guérison. La réalité comporte essentiellement deux dimensions qui façonnent et déterminent l'être au monde de l'Africain : une visible et l'autre invisible. L'invisible a la primauté

---

[44] NGWA-NGUEMA (N.) : *Voyage initiatique,* L'Harmattan, Paris, 2008, p. 17.

sur le visible et les phénomènes ne sont que la manifestation des réalités cachées. La pratique du rite *melan* prend tout son sens dans une telle croyance.

Étant donné que les Fangs avaient une conception de la vie qui permettait de concevoir un au-delà dans lequel le défunt entrait dans l'immortalité et qu'ils pensaient que les immortels s'intéressaient à la vie des mortels, les Anciens estimaient que les défunts avaient leur mot à dire, un geste à poser pour la guérison d'un membre de la communauté. Or, parmi les morts, les ancêtres lointains sont supérieurs aux ancêtres décédés récemment et l'ancêtre fondateur du clan se trouve au sommet de la hiérarchie.

Toute l'éthique traditionnelle trouve ainsi son contenu. Parmi les vivants, les plus jeunes demeurent subordonnés aux adultes, aux initiés, auxquels ils doivent obéissance et respect. Les adultes eux-mêmes restent sous l'autorité des vieux et, parmi ceux-ci, souvent, c'est le plus âgé du clan qui est le patriarche, le chef. La généalogie constitue donc un élément fondamental, le vecteur qui relie le sujet à la source de la vie.

En interrogeant les pratiques thérapeutiques que ces rites développent, nous avons découvert les fondements de la société africaine et compris les limites de la médecine occidentale en Afrique. La médecine moderniste s'est heurtée à un obstacle majeur : une vision ethnocentrique dénuée de tout relativisme et méprisant tout ce qui n'entre pas dans les schémas de la pensée classique occidentale.

Cependant, l'étude de la rationalité médicale débouche sur le domaine de la philosophie des religions ; car nous sommes ainsi obligés d'« affronter », comme au Moyen âge, la question du syncrétisme. En effet, il faut reconnaître que les pratiques thérapeutiques de la médecine traditionnelle peuvent donner lieu à des impostures. Cette question du syncrétisme méritait encore des approfondissements particuliers dans le cadre de nos recherches futures.

Ce qui est préoccupant, c'est la question du *sens de la maladie* en tant qu'elle exige, pour son interprétation, une approche interdisciplinaire : théologiques, anthropologiques et psychanalytiques des pratiques soignantes. Cette problématique du sens de l'existence pour un sujet malade, en tant qu'elle est fondamentale pour la guérison nous invite à répondre à la question : *« que voit l'initié ? ».* Pour l'instant, la réponse est : ce que voit l'initié relève de l'élargissement de sa conscience. Il puise dans ses propres énergies ce qui manque à son bonheur.

Pratique thérapeutique et religieuse

La morale

Nos études affrontent directement ou indirectement la problématique de la religion à travers les pratiques soignantes que nous interrogeons. Celles-ci mettent en évidence le patrimoine matériel et immatériel d'une société dont le seul mode de transmission des savoirs était l'oralité. Si la tonalité religieuse des médecines traditionnelles rend nécessaire notre investigation philosophique à travers les rites initiatiques gabonais, c'est parce que nous avons la ferme conviction que les principes scientifiques sont insuffisants pour une approche globale de la santé.

En effet, le monde initiatique renferme un ensemble d'institutions traditionnelles qui participent à la *fabrication de l'homme* par l'acquisition des valeurs. Celles-ci construisent les fondements d'une éthique sans laquelle l'ordre et la cohésion sociale sont impossibles. La mise en valeur de ce patrimoine ancestral pourrait permettre à la société africaine de sortir de sa crise éthique.

Les initiés observent une morale rigoriste qui implique des sanctions très fortes ; ils connaissent difficilement le pardon. La société traditionnelle n'est pas marquée par le laxisme tous azimuts par une permissivité de tous les instants, et par la corruption.

1— Une éthique *inéthique*

La société moderne, en tant qu'elle est marquée par la corruption dans tous les domaines de l'activité humaine, entre en contradiction avec les fondements de la morale dans la vie de la tradition. Pour être cohérent avec la vision du monde de l'Africain, la clarification des savoirs détenus par des personnes pratiquant une forme de médecine initiatique et transmise par des initiés, permets de retrouver les valeurs authentiques de la civilisation.

Cependant, tout l'enjeu résulte du fait de la contradiction entre la rationalité et l'étiologie de la maladie dans la psychologie de l'Africain. Il explique sa vie en fonction d'un système de croyances qui, lui-même, est conforme au système culturel de la sorcellerie. La connaissance des mécanismes de la sorcellerie donne des explications plus complètes de la démarche de guérison et une meilleure compréhension de la problématique de la santé.

2— Rien de grand ne se fait sans sorcellerie

Ce qui motive la démarche d'un patient, c'est d'abord la croyance selon laquelle, tout désordre organique ou psychosomatique prend sa source dans des attaques dont la sorcellerie constitue la véritable explication. On admet généralement que, les êtres invisibles jouent un rôle déterminant dans le processus du développement de la maladie et de la guérison. La croyance en la sorcellerie repose sur un fondement pour le pouvoir, elle apparaît exactement comme ce qui confère à l'homme ou à la femme la capacité d'accomplir de grandes réalisations.

Ce qui est terrible, c'est que personne ne s'avoue publiquement sorcier alors même que tout le monde en parle. Ainsi, à Lomé, dans les années 1966, une dame reconnue sorcière est interrogée par la police, ses déclarations sont enregistrées. On les lui fait écouter pour qu'elle approuve. Dès qu'elle s'entend parler, elle s'écrie : **« qui est plus sorcier que moi, ici, pour me voler ma voix ? »** La sorcellerie, c'est finalement ce qui est extraordinaire pour la majorité, mais dont quelques personnes seulement maîtrisent le fonctionnement.

À cause de cette maîtrise des secrets de la vie, la sorcellerie maléfique apparaît comme un ensemble de connaissances utilisées par quelques-uns pour exercer de la violence dans la communauté. Cette violence se traduit par des empoisonnements, des envoûtements, ce qui confère une tout autre approche de la maladie que celle que l'on enseigne et pratique à l'hôpital général de Libreville.

Ici, le sang est appréhendé comme un agent pathogène et un véhicule, le support du souffle, que le patient doit recevoir pour qu'il redevienne normal. Nous avons à cet effet interrogé le professeur Owono Nguéma pour en savoir plus au sujet de l'organe de la sorcellerie : Evou. Voici notre question :

> *Evou serait-il la conscience humaine au sens global ? Il serait la manifestation de l'ensemble des capacités humaines, de telle sorte qu'il donnerait le pouvoir à un individu de développer sa dimension suprasensible, grâce à l'utilisation de ses possibilités et grâce à sa capacité de se réapproprier des forces. Pourrait-il ainsi, grâce à l'intégration de*

l'homme dans l'univers, donner la possibilité de comprendre, au sens d'être sensible à la nature et d'arriver à la maîtriser, à la dominer ?

À cette question, voici sa réponse :

Nous répondrons par l'affirmative tout en regrettant cette façon de compartimenter la connaissance en opposant la connaissance occidentale à la connaissance dite africaine : ce n'est qu'une manière de parler. Freud, qui a fondé la psychanalyse, n'était pas une personne quelconque. C'est seulement que, à nous les Africains, il ne nous est pas venu à l'idée de faire de ce que nous vivons spontanément au quotidien un objet d'étude spéciale. Nous n'avons pas accepté de mettre par écrit la catégorisation des niveaux de la connaissance : c'est ce qu'apporte Freud avec la théorie de l'inconscient. Car, ce n'est qu'une théorie, donc une tentative d'explication d'une réalité vécue.

C'est vrai, il y a des niveaux de conscience : le conscient, l'inconscient, le subconscient et il y a même le supra conscient ou un hyper conscient. Peut-être s'approche-t-on de l'hyper conscient lorsqu'on évoque Evou. Parce qu'en réalité, c'est une autre nature, une autre façon d'être qui n'a plus rien à voir avec la méditation d'un être humain lambda. C'est peut-être pour cette raison que nous utiliserons le superlatif de super conscience pour intégrer d'autres dimensions et laisser une grande ouverture qui est pratiquement planétaire. Comment comprendre un tel phénomène : je suis à Libreville et je vois les choses se dérouler à Pékin tout en étant à Libreville et dans l'instant qui suit, me retrouver à New York alors que l'on me voit couché dans mon salon à Libreville ? Comment pouvez-vous comprendre ce phénomène qui, pour les personnes initiées, est tout à fait naturel et permet de résoudre les problèmes sociaux, politiques de très grande envergure ?

En effet, les manifestations d'Evou sont multiples : on parle de la télédéportation, du don d'ubiquité, on parle d'un saint comme Padre Pio qui pouvait se retrouver en plusieurs lieux de sa paroisse alors qu'on l'y voyait. S'agit-il là aussi des œuvres d'Evou ?

Il ne s'agit effectivement que de cela ; tout cela est rigoureusement démonstratif d'une même réalité : ce que nous appelons Evou chez les Fangs n'est pas une réalité typiquement africaine. Les méthodes de lévitation et d'autres grandes théories qui s'annoncent dans la matérialisation et la dématérialisation sont des œuvres qui témoignent du pouvoir d'Evou lorsqu'il est consciemment maîtrisé. En physique nous le faisons aujourd'hui : matière, antimatière, et nous commençons à avoir un peu les prémisses de la psychomatière. La science moderne vient graduellement, mais difficilement, rejoindre ce niveau de connaissance de l'hyperconscience... Seulement, il n'est pas toujours nécessaire de tout proclamer sur les toits ; et c'est peut-être chez nous le grand interdit de ne pas divulguer les secrets d'Evou.

3— Initiation et valeur de la tradition

L'initiation comporte donc trois grandes étapes qui montrent la finalité de la vision initiatique dans le traitement de la maladie. Dans un premier temps, le tradithérapeute met en place un certain nombre d'abréactions dont la finalité est de trouver la cause de la maladie. C'est le temps de l'accusation des suspects. Une fois que la cause du mal est trouvée, il faut agir sur elle pour l'éliminer. La suite logique est la guérison grâce à l'application d'un traitement reposant sur des connaissances de la pharmacopée et de la phytothérapie. Toutefois, cette deuxième étape peut s'accompagner de soins spécifiques qui ouvrent sur une démarche initiatique proprement dite.

En fait, le recours aux valeurs transmises par le truchement des initiations pourrait constituer un soubassement pour l'éducation de cet homme moderne qui doit affronter les défis relatifs à l'environnement et à la société. L'objectif général visé dans l'interrogation des rites initiatiques consiste à se réapproprier les valeurs transmises par les anciens en vue d'une meilleure intégration sociale des enfants devenant des adultes, donc des hommes responsables.

Comment se construisait la socialisation du jeune garçon et de la jeune fille dans la communauté traditionnelle d'antan ? Comment pouvons-nous nous servir du processus de certains rites initiatiques pour sortir de la crise culturelle que connaît la société africaine d'aujourd'hui ? Quelles sont les valeurs fondamentales véhiculées dans les milieux initiatiques et qui puissent nous permettre de *fabriquer des hommes et des femmes* ayant les pieds profondément enracinés dans la tradition africaine et les têtes bien enfouies dans le ciel de la modernité ?

À titre d'exemple, notre ouvrage en collaboration avec l'abbé Noël Ngwa, et dont le titre est *Melan et christianisme. Fondement de la tradition fang,* a été l'occasion pour nous de penser l'identité de l'homme fang. Il s'agissait d'inviter ce dernier à vivre selon ses propres valeurs afin de sortir de la léthargie pour l'autodétermination de son être au monde. Il est question de promouvoir un réveil des consciences amenant les individus à ne pas vivre l'histoire des autres, les valeurs des autres, grâce à la manifestation des valeurs qui les caractérisent profondément.

Nous avons ainsi trouvé un ensemble de valeurs qui, lorsqu'elles ne sont pas observées et vécues par les sujets, sont à l'origine de troubles sociaux. Les principes philosophiques qui manifestent la conscience d'être un Fang et qu'il convient nécessairement d'observer pour être en cohérence avec la communauté fang sont :

Le Biere autour duquel tourne toute sa vie ;

Le respect des ancêtres ;
Le respect de son père et de sa mère ;
Le respect de la vie ;
Le respect de l'homme ;
Le respect de la parenté ;
Le respect de la parole donnée ;
Le respect des secrets ;
Le respect des lois établies et des lois naturelles ;
Le respect de sa femme dont il faut toujours écouter les conseils ;
Le respect des biens d'autrui ;
L'éducation des enfants ;
L'honnêteté ;
La solidarité ;
L'amour pour son village et pour son pays ;
Le partage ;
La vérité, soubassement des relations dans une communauté ;
La justice ;
La valeur du travail manuel ;
Le dialogue social permanent ;
La hiérarchie dans la société au centre de laquelle siègent des chefs ;
Le bon voisinage[45] *;*

La construction de la personnalité du Fang est fonction de l'importance de son engagement pour la préservation des valeurs précitées. Le plus important, c'est de comprendre que cette réflexion des auteurs sur les valeurs traditionnelles participe de la libération de l'homme du contexte sociopolitique qui menace son existence par la néantisation de sa culture. Cette crise de la culture se traduit par le surgissement d'une catégorie de personnes malades qui sont souvent

[45] NGWA NGUEMA (N.) et coll. : *Melan et Christianisme. Fondement de la tradition fang,* L'Harmattan, Paris, 2011, p. 20.

écartelées par leurs différentes représentations de la maladie. Ils recourent à plusieurs formes de médecines traditionnelles (pharmacopée, phytothérapie, médecine initiatique) et modernistes lorsqu'ils ne recourent pas aux prières du renouveau charismatique et des églises dites éveillées.

4— Les thèmes de la recherche

Les thèmes que nous abordons dans nos recherches sur les rites initiatiques gabonais sont : *la rationalité, l'imaginaire, la médecine, le soin, la vision de l'initié, la relation aux morts, la psychanalyse, le phénomène de possession, la liberté, la bénédiction, la parole, la famille dans le monde de la guérison, le principe de la solidarité, le rapport entre religions traditionnelles africaines et le catholicisme, l'identité, le rêve, l'inculturation, les hallucinations spéculaires, le dialogue des cultures, le péché, la confession, le pardon, le symbolisme, etc.* L'analyse de tous ces thèmes témoigne de notre volonté de montrer qu'on ne peut amputer la médecine traditionnelle de ce qui constitue son fondement : la religiosité et l'imaginaire.

C'est cette dimension qui, selon le mot de C. Delhez dans son article *L'évangélisation au risque des médias,* fait surgir, à travers la thérapie, « la dimension spirituelle et divine de l'homme, cette zone secrète et discrète, proche et intime, humble et pourtant vitale, qui fait de chaque être une personne unique[46] ». Il y a donc un travail de rationalisation des connaissances qui engage le chercheur africain, et qui doit permettre à la médecine traditionnelle de sortir de l'empirisme en travaillant plus en profondeur les notions

---

[46] DELHEZ (C.) : « L'évangélisation au risque des médias », in *Mission de l'Église,* Supplément n° 140, p. 41.

fondamentales de la médecine traditionnelle. Celles-ci sont : l'équilibre, l'agression, le culte, la dynamisation, la redynamisation, la participation aux soins, la parole et l'honnêteté.

Ce travail d'interprétation aura pour ambition de clarifier : les méthodes de diagnostic et de soins, l'utilisation des plantes médicinales dans certains contextes et les situations de vie qui sollicite la médecine traditionnelle puisque leur usage obéit à des traditions précises qui, généralement, plongent leurs racines dans des temps reculés de l'histoire des hommes. On pourra ainsi dépasser l'obstacle épistémologique que constitue la *donnée imaginaire* qui empêche le dialogue entre notre médecine hypertechnicisée, rationaliste dont l'efficacité dépend des avancées de la recherche biologique et anatomique et une médecine traditionnelle reposant sur des connaissances empiriques de la phytothérapie et de la pharmacopée.

Le dialogue des cultures

1— La complémentarité

Ce travail portant sur la réconciliation de la conscience avec la culture (traditionnelle et moderne) obtiendra des résultats efficients, cela, à condition de promouvoir un état de conscience et de manifester notre « capacité à déterminer les faits, à les rendre objectifs, par le recours éventuel à des mesures quantitatives, à identifier et à mettre en relation les données qui permettront de rendre intelligible le phénomène[47] » (JJ. Wunenburger). C'est de cette manière que l'on parviendrait à l'approfondissement de la connaissance anthropologique afin d'aboutir à la pleine appropriation de la nouvelle identité.

Dans cette perspective, comme c'est le cas dans *Melan et Christianisme,* la promotion de la culture et l'approfondissement de la foi passent par un dialogue : « il faut dialoguer avec ceux qui savent et qui pratiquent encore, dans la solitude, nos rites initiatiques et nos arts traditionnels[48] ». C'est dans cet esprit que nos ouvrages affrontent directement la problématique de la démarche initiatique soit en tant que question *religieuse touchant à la psychanalyse,* soit en tant que *démarche pédagogique pour la formation de la conscience de l'homme*.

---

[47] WUNENBURGER (JJ.) : *Philosophie des images,* PUF, Paris, 1997, p. XI.

[48] NGWA NGUEMA (N.) et al : *Melan et Christianisme,* L'Harmattan, Paris, 2011, p.45.

Ce sont ces ouvrages qui illustrent de manière pertinente, la démarche théorique que nous utilisons pour l'élaboration de nos recherches et l'écriture de nos textes. Cette méthode consiste à recueillir des récits de vie – des témoignages. On se met à l'écoute des maîtres initiateurs et des initiés. C'est la phase d'identification qui fonde la collecte des données à analyser. De façon schématique cette démarche consiste à identifier, à répertorier, à réévaluer et à promouvoir la médecine traditionnelle à partir d'une confrontation de ces valeurs au mode des réalités de la modernité.

L'originalité de cette démarche réside dans le fait que, contrairement aux psychanalystes qui interprètent les phénomènes, nous nous gardons de faire de la surinterprétation. Certes, nous défendons nos convictions religieuses, mais nous reconnaissons qu'au-delà de sa pratique religieuse, Dieu inspire l'homme.

C'est pour cette raison que le syncrétisme, cet appauvrissement des valeurs, auquel aboutissent les rites initiatiques, est un moment de la rencontre entre la culture occidentale, la foi catholique et les traditions africaines. La seule manière de contourner cet écueil, c'est d'amener les uns et les autres à éviter, dans le domaine de la foi, des raccourcis qui conduiraient à un œcuménisme fâcheux.

2— L'écoute pour un dialogue fructueux

Notre méthode est proche de celle de Socrate. Nous dialoguons avec ceux qui connaissent et maîtrisent le savoir et savoir-faire traditionnel du domaine de la médecine traditionnelle et des rites initiatiques gabonais. Cette démarche d'humilité vise à répondre à une préoccupation contenue dans notre ouvrage *Imaginaire de la maladie au Gabon. Approche épistémologique*[49]. En dialoguant avec les connaisseurs de la médecine traditionnelle l'objectif est de comprendre leurs techniques de guérison, de les examiner en vue de les actualiser scientifiquement et de permettre aux décideurs d'élaborer des stratégies pertinentes pour un système de santé publique correspondant au mieux au génie culturel des populations bantoues. Si l'objectif d'une telle recherche consiste en l'introduction des pratiques soignantes de la médecine traditionnelle dans le système de santé publique, il ressort que la nécessité d'une reconnaissance juridique de la médecine traditionnelle passe par un impératif. Celui-ci relève de la méthode anthropologique :

> *En premier lieu, recenser les différentes pratiques soignantes qui existent en République gabonaise et répertorier les thérapeutes qui sont compétents, du moins reconnus comme tels, dans ces pratiques. En deuxième lieu, il est nécessaire de déterminer les limites de chaque tradithérapeute en mettant en lumière les remèdes ou maladies dont ils ont le secret afin d'éviter le charlatanisme*[50].

Cette orientation comporte une finalité épistémologique qui vise à examiner scrupuleusement les connaissances détenues par les tradithérapeutes. Ces connaissances, dans l'état actuel de nos recherches, sont utiles dans la prise en charge psychologique et culturelle des patients.

Le dialogue des cultures que nous proposons comme méthode de travail implique, non pas que nous amenions absolument les connaisseurs des savoirs endogènes à adhérer à la rationalité ou que nous quittions la rationalité pour nous engouffrer dans

---

[49] MVONE NDONG (S.-P E) : *Imaginaire de la maladie au Gabon. Approche épistémologique,* L'Harmattan, Paris, 2007.

[50] MVONE NDONG (S.-P E) : *Imaginaire de la maladie au Gabon. Approche épistémologique,* L'Harmattan, Paris, 2007, pp. 21-21.

l'imaginaire, mais à accepter d'être déstabilisé par la rencontre des rationalités. **Une telle démarche d'humilité se présente comme une invitation à sortir de nos certitudes arrogantes pour intégrer l'autre, c'est-à-dire sa vision de la réalité, dans la nôtre.** Ainsi, intellectuellement et spirituellement, l'homme de science entre en communication interculturelle avec le génie culturel des populations qu'il veut servir.

Le fruit de notre recherche – action

1— Penser la crise du système médical[51]

Dans les articles, nous discutons de la rationalité médicale en son déploiement dans un contexte de multiculturalisme : celui d'une Afrique moderne et traditionnelle. On veut indiquer la voie pour la construction d'un système de santé accessible à l'homme moderne ainsi qu'à celui qui demeure enraciné dans sa culture traditionnelle. En fait, notre article « *Traiter "ce dont on souffre" ou soigner "celui qui souffre" ? Penser la crise du système médical gabonais* » analyse la rationalité médicale et ses enjeux épistémologique, éthique et politique. La question principielle de ce texte serait : qui est l'homme que la médecine prend en charge en Afrique et cette représentation est-elle suffisante pour la construction d'un système de santé efficient ?

Le texte pose alors la problématique de l'accès aux soins dans le système de santé gabonais en interrogeant la rationalité médicale. Faisant le constat de deux rationalités qui s'affrontent et s'excluent dans le champ de la médecine en Afrique ce, depuis les temps de la colonisation, cette réflexion s'ouvre sur un pluralisme épistémologique et éthique en médecine.

---

[51] MVONE-NDONG (S.-P.E) : « *Traiter "ce dont on souffre" ou soigner "celui qui souffre" ? Penser la crise du système médical gabonais,* in ScienceSud, revue en ligne du CENAREST, Cahiers et documents en ligne du CENAREST, www.editions.cenarestgabon.org/revues/nd

Cette réflexion fonde l'épistémologie médicale, non pas dans le maintien du parallélisme entre une rationalité technoscientifique caractérisant la médecine occidentale et une rationalité organiciste déterminant la médecine traditionnelle, mais dans leurs croisements. L'épistémologie médicale multiculturaliste africaine est un moment de rencontre entre une logique technicienne et un spiritualisme éthique au sein duquel rationalité technoscientifique et rationalité organiciste s'informent et se fécondent mutuellement.

Cela dit, le gage de l'accessibilité aux soins consiste dans cette rencontre des cultures qui caractérise désormais l'homme africain, partagé qu'il est entre la culture occidentale et ses racines ancestrales. La prise en charge de la santé, en Afrique, est donc fonction d'une stratégie intelligente qui permettrait au Gabon de tirer avantage de la pluralité des mondes.

Ainsi, le système de santé gabonais ne devrait plus privilégier la médecine occidentale en s'enfermant dans l'hospitalo-centrisme, mais intégrer la médecine traditionnelle dans une politique commune liant modernité et tradition. Ce croisement des rationalités situe le système de santé dans la perspective du multiculturalisme qu'il importe de considérer comme une richesse.

Le lieu de la manifestation de ce pluralisme consistera, en fait, dans l'engagement du Gabon pour le développement des soins de santé primaires, fondement de la politique de santé de l'Organisation mondiale de la santé depuis Alma Ata en 1978.

Pour parvenir à cette collaboration, il convient de partir de la formation depuis la Faculté de médecine. Nous avons, à cet effet, l'exemple de la Faculté de médecine du Sénégal qui a intégré le savoir-faire des tradipraticiens. Mais, pour cela, il faut une volonté politique pour faire évoluer les choses. Nous réalisons bien qu'un individu ne peut point se lever un bon matin et décider qu'il va encourager les tradipraticiens à promouvoir leurs pratiques. Il faut compter sur une décision gouvernementale grâce à laquelle l'on pourrait regrouper les forces en place pour que le travail s'organise.

Concrètement, les acteurs vont travailler ensemble et l'on examinera les résultats au bout de trois, quatre ou cinq ans de collaboration. Il appartient donc au gouvernement, c'est-à-dire aux décideurs, de prendre des initiatives pour la promotion de la médecine traditionnelle. Les chercheurs peuvent initier les idées, mais il faut que celles-ci soient entérinées par le gouvernement, afin que nous puissions tous travailler pour la construction de notre médecine. La Chine a sa médecine et, en termes de pharmacopée, la pharmacopée française n'est pas la pharmacopée américaine ; et la pharmacopée américaine n'est pas non plus la pharmacopée anglaise.

Pour docteur Maka, le grand succès des pays qui se sont basés sur leurs acquis traditionnels pour réaliser les médicaments – l'Inde, la Chine, le Mali ou le Cameroun –, donne assez d'exemples qui montrent ce qu'il faut faire. L'orientation lui semble pratique : « prenez un tradipraticien et un médecin allopathe formé à l'occidentale. Mettez-les ensemble et, au bout de deux ou trois années de collaboration, vous vérifiez les résultats de leurs réalisations communes.

Telle est mon expérience », nous disait-il. Comme exemple, il s'est lui-même fait l'élève d'une religieuse d'une congrégation de la place. Celle-ci est médecin naturopathe originaire du Brésil où elle a été formée. Pour obtenir les résultats et mieux développer ce mode de collaboration, il est juste de dire que la véritable solution relève de la volonté politique. La promotion de la médecine traditionnelle serait donc un problème qui incombe à l'État et non pas à quelques individualités : sans cette volonté politique bien manifestée concrètement par des actes, cette collaboration entre médecins allopathes et tradipraticiens est impossible.

Dans un autre l'article « *Pensée philosophique et enjeu éthique de la rationalité médicale en Afrique*[52] », nous approfondissons cette réflexion.

Là encore nous défendons l'idée que chaque médecine repose sur un socle philosophique duquel dépend la nature des soins de santé. Il est certain que la base inébranlable de la médecine occidentale consiste dans sa foi en la raison, cette faculté propre à l'être humain de penser, de concevoir, d'agir sur le réel et de juger.

Par contre, la base inébranlable de la médecine africaine est bel et bien la foi en la raison divine, l'intuition divine qui saisit la chose en elle-même sans passer par ses manifestations phénoménologiques. Dieu apparaît comme le fondement de cette médecine traditionnelle négro-africaine alors qu'il a été exclu du champ scientifique moderne.

L'utilisation de deux médecines, la médecine occidentale et la médecine traditionnelle, dans un même système de santé explique que les populations utilisent simultanément deux rationalités : la rationalité technoscientifique et la rationalité organiciste.

---

[52] MVONE-NDONG (S.-P.E) : "*Pensée philosophique et enjeu éthique de la rationalité médicale en Afrique*", Plus, n ° 7, Itinéris, Cahiers et Documents en ligne du CENAREST, www.editions.cenarestgabon.org/revues/ip

On accepte donc que les connaissances de la médecine relèvent à la fois de la rationalité et de l'imaginaire si tant est qu'elle soit l'ensemble spécialisé des savoirs et savoir-faire nécessaires aux soins du corps humain ; soins commençant par le souci de bien se porter chaque jour et s'achevant par les intentions les plus sophistiquées pour maintenir en vie un corps souffrant et menacé.

Le développement des biotechnologies ainsi que de l'imagerie médicale ne doit pas laisser de côté le fait que la médecine soit avant et après tout, qu'un art utilisant des méthodes scientifiques. Pourtant, dans la guerre de leadership entre la médecine moderniste et la médecine traditionnelle, les médecins reprochent à la seconde de ne pas user des canons de la science, en particulier la mesure, le dosage. Le moderne voudrait connaître la posologie du remède qu'il consomme et ses effets indésirables. Ce reproche laisse penser que les médecins sont dans l'ignorance que l'idée de norme reste fonction de la culture : à chaque culture ses normes. Ainsi, faut-il montrer que la médecine traditionnelle n'a pas vocation à être une science et la rendre absolument scientifique reviendrait à la dévoyer.

En s'en tenant à la pensée de Thomas Kuhn, notamment dans son texte de 1977, la *tension essentielle,* on observe que le contenu des connaissances de la médecine traditionnelle n'a pas une prétention scientifique et ne repose pas sur les cinq « attributs permanents de la science ».

Pour être une science, en effet, dans la perspective de Kuhn, les pratiques de soins doivent s'en tenir scrupuleusement au respect des cinq critères suivants : la précision, la cohérence, l'envergure, la simplicité et la fécondité. Or, en prenant en compte la notion de « bien-être physique et mental » qui caractérise la définition de la santé donnée par l'OMS, la médecine s'enracine dans le domaine de l'art même si elle se nourrit des biotechnologies.

Il va de soi que le développement des sciences de la santé, en ce qu'il induit l'extrême spécialisation en médecine donne l'illusion que la médecine est une science au sens moderne, c'est-à-dire, au sens mathématique de la nature. La conséquence est que cette extrême spécialisation produit une pratique des soins médicaux qui laisse oublier que la médecine est essentiellement un fait social total et que l'homme dont il se préoccupe est une construction sociale.

Dans cette perspective, on observe que le développement de la santé en Afrique dépendra d'une conception de la santé qui repose sur les deux piliers que sont : modernité et tradition.

Par contre, il convient d'admettre que le développement de la médecine traditionnelle requiert qu'elle incorpore désormais, pour ce qui est de la phytothérapie et non pas de la médecine initiatique, l'apprentissage de la méthode expérimentale. Les tradithérapeutes ne peuvent plus se contenter d'une utilisation béate de la culture. Ils doivent s'ouvrir à la formation scientifique en vue d'amorcer une révolution dans le domaine concerné.

C'est seulement si les détenteurs des savoirs endogènes ont, par ailleurs, une connaissance expérimentale des plantes qu'ils peuvent, eux-mêmes, tirer avantage du dialogue entre médecine traditionnelle et médecine moderne. Le ministère de la Santé doit donc former les utilisateurs des plantes sous la forme de cataplasme ou de décoction pour qu'ils puissent, par eux-mêmes, améliorer les médicaments qu'ils produisent.

2— Regard kaléidoscopique du patient

Ce qui se passe chez le tradithérapeute, c'est que le diagnostic n'amène pas celui-ci à s'attaquer directement à la maladie dont on souffre ; il oriente le traitement en fonction des circonstances qui avaient occasionné la maladie. Le témoignage de B, tradithérapeute du Bwiti, est éloquent en ce sens qu'il précise les choses en nous indiquant l'importance de la rationalité organiciste :

> *« Je suis comme un garagiste américain. Si vous vous rendez chez moi pour un problème de vice platine, je passe un coup de fouet au système duquel dépend la vise platine, car il se pourrait que la cause qui occasionne la panne provienne d'une autre cause. Le fait est que les choses sont liées les unes les autres à tel point que le bon fonctionnement de chaque élément du système dépend naturellement de l'état de fonctionnement des autres éléments du même système. Si vous ne vérifiez pas tout le système pour le mettre en état de bon fonctionnement, vous travaillez pour rien. Il y a trois traitements : curatif, préventif et systématique. Au niveau du traitement systématique, l'on cherche le miracle, la magie parce qu'on veut prouver sa capacité à maîtriser les forces. Par contre, lorsqu'on veut suivre naturellement son malade afin de l'amener à la guérison totale, le travail du soignant consiste à fouiller les profondeurs de son être en auscultant sa vie sociale, psychologique, familiale de manière à trouver la racine de la fragilité. Une fois que la maladie est identifiée, la cause trouvée et supprimée, alors on procède à la prévention (donc à la protection) afin que la même maladie ne resurgisse plus[53] ».*

---

[53] Entretien du 06 mars 2011 dans la forêt d'Okolassi avec Alphonse, un tradipraticien qui exerce aussi le métier d'électricien alors qu'il s'occupait de malade atteint de troubles psychosomatiques. Ce jour-là toute la famille était présente pour le sacrifice du mouton.

En d'autres termes, par quelle conscience des soins le praticien manifeste-t-il le mieux, en contexte multiculturel africain, plus de respect pour la personne de son malade à travers son *geste soignant* ? L'enjeu de ce questionnement consiste dans la volonté de l'instauration d'une philosophie qui restaure la confiance en une médecine hypertechnicisée qui a tendance à oublier la clinique. Dès lors, la présente contribution est une réflexion sur l'homme en tant que sujet de la médecine moderne d'origine culturelle occidentale et développée dans un contexte socioculturel non occidental.

Cet acte philosophique examinera à nouveau les résultats de nos publications postdoctorales en vue d'interroger les différentes dimensions qui participent de l'action médicale en Afrique et à la construction des systèmes nationaux de santé.

Les analyses tournant autour de la *notion de soin* devraient donc permettre aux chercheurs d'élaborer avec plus d'intelligence des données d'un niveau de preuve de plus en plus élevé, au législateur de fixer les limites des interdits, au philosophe d'éclairer le sens des pratiques, à l'administrateur d'adapter les ressources, au psychologue de dévoiler les processus cognitifs qui conditionnent la demande de soin, au théologien de contribuer à mieux adapter les croyances, à l'économiste de construire des modèles de rationalisation plus cohérents et aux politiques de mettre en œuvre les moyens indispensables.

3— Perspective de réflexion

Ces articles ouvrent sur une réflexion philosophique et anthropologique qui invite à méditer sur la rationalité du soin de santé pour l'avènement d'un système de santé plus humain. Cette philosophie du soin implique *sollicitude* et *délicatesse* dans la mesure où la notion de soin est fondatrice de l'acte médical et qu'elle implique une philosophie de l'action dont la médecine constitue le fondement. Ici, l'effort du soignant implique, comme l'indique Georges Canguilhem dans le *normal et le pathologique,* de faire *du malade* et de *sa souffrance* le *fondement* même de la médecine des corps et des âmes : la médecine scientifique et la philosophie sont les deux domaines de la connaissance.

Nous arrivons à la conclusion que travailler sur la rationalité médicale, ses développements, ses crises intellectuelles et ses bouleversements socioculturels sur le thème *la chaleur du soin. Esquisse d'une philosophie du soin : médecine, culture, éthique et société* impliquent une réflexion sur l'existence des malades, leurs attentes et leurs vécus de la maladie en fonction de leurs imaginaires. Il s'agit, en fait, de manifester la philosophie qui sous-tend la rationalité médicale et qui s'incarne dans la constitution des institutions hospitalières, les pratiques de soin et les consciences du soignant.

La question fondamentale à laquelle nous avons à répondre serait la suivante : *au regard du fait que la finalité de la médecine est de s'occuper des malades, de quelles façons celle-ci prendrait-elle soin des patients en contexte de multiculturalisme en Afrique ?* Cette question paraît simple si l'on pense qu'il suffit de profiter des développements scientifiques et technologiques dans le domaine concerné et parier sur l'efficacité de la médecine sans se soucier des manières de prendre soin. Même en réfléchissant ainsi, on ne saurait éviter le débat qui tourne autour du soin selon qu'on exige souvent du soignant qu'« il mette le malade au centre du dispositif ».

La question serait finalement la suivante : comment, dans un contexte de multiculturalisme, la rationalité médicale amènera les soignants à placer le malade au cœur de son action, selon l'expression d'Alain Cordier : « le malade doit être au cœur de notre action » ? La question serait plus pertinente si on la formulait de la manière suivante : quelle attitude doit caractériser le soignant pour qu'il se montre plus apte à entrer dans l'univers de perception de son malade afin de mieux le traiter ?

4— Le soin

La notion de soin est large, elle est écologique et c'est en ce sens qu'elle paraît rendre compte le mieux du monde de l'humanité de chaque personne. Il suffit d'interroger autour de soi et d'observer les animaux de la basse-cour pour s'apercevoir que la conscience du soin demeure la chose du monde la mieux partagée. Chacun sait prendre soin de lui-même et de l'autre, et il y a diversité de manière de prendre soin de soi et d'autrui. Et pourtant, cette diversité produit, par elle-même, des difficultés majeures qui marquent la pratique médicale : le soin est une réponse à une demande, elle-même relative à l'importance de l'asymétrie entre deux consciences d'inégal pouvoir.

Dès lors, si la philosophie en général est une réflexion sur l'homme, c'est-à-dire, sur les conditions de son bonheur ; la notion de souffrance, en tant qu'elle s'associe à celle du soin, mérite effectivement que nous rassemblions toutes recherches visant à déterminer les fondements de l'éthique en médecine. Penser la médecine traditionnelle en rapport avec la médecine moderne et occidentale ne peut dès lors constituer qu'une activité scientifique relevant de l'anthropologie et de la sociologie de la santé. Il s'agit plutôt d'une méditation sur la souffrance.

Si l'on en croit Alfred de Musset tout en suivant les leçons des stoïciens, notamment pour ce qui est de la quête du bonheur, la notion de soin deviendra capitale pour la philosophie : *« l'homme est un apprenti, la douleur est son maître, et il ne se connaît tant qu'il n'a pas souffert ».* Cette thèse de Musset (1810-1857) conduit à penser que la connaissance passe par une certaine méditation philosophique sur la notion de soins.

Dans la mesure où la souffrance est le maître de l'homme, cette souffrance physique ou morale confronte l'homme à son être, la société à son idéal démocratique. Du point de vue de la métaphysique, la souffrance humaine en devenant sous mon regard le moyen de la connaissance de notre être et de l'être de l'autre, devient un facteur de prise de conscience de notre finitude et, essentiellement de ce qui constitue la vulnérabilité de l'homme, la solitude.

Méditer sur la façon *de prendre soin*, dans un contexte de bouleversements socioculturels et idéologiques où l'on assiste aux différents rejets des asymétries de pouvoir, et où l'on est oppressé par des pressions multiculturelles, elles-mêmes, favorisées par des crises ethniques et politiques, c'est s'engager dans une réflexion philosophique dont la médecine est le fondement.

La médecine en est le fondement par ce qu'elle n'a pas échappé aux différents bouleversements intellectuels qui remettaient en cause les valeurs traditionnelles en raison des grands chambardements scientifiques et techniques du XXe siècle. En devenant efficace, ce qui a permis à l'homme d'acquérir de nouvelles possibilités lui permettant d'interroger le sens de son action, la médecine a pris place dans le champ de la philosophie.

La question de l'efficacité *des gestes soignants* finit par s'ouvrir sur des choix de convenance pour la satisfaction des désirs au point qu'il est désormais possible de s'interroger sur le sens à donner aux différentes pratiques médicales modernes et traditionnelles.

Sachant que l'éthique médicale interculturelle est d'abord une réflexion multidisciplinaire, il sera nécessaire d'établir que la notion de soins implique une éthique responsabilité. Que l'éthique responsabilité impose une étude comparée de la nature entre différentes civilisations (occidentale, africaine, asiatique, amérindienne, etc.) dans l'intérêt philosophique du développement d'une éthique de la préservation de la vie. Avec Albert Schweizer et en nous appuyant sur les travaux d'un penseur comme Hans Jonas, mais aussi en recourant à Heidegger, nous tenterons de démontrer à travers le présent texte que la notion de soins est fondamentale en métaphysique.

La recherche fondamentale en éthique médicale se confond avec la recherche fondamentale en *éthique du respect de la vie* exprimée par Albert Schweitzer à travers son village thérapeutique de Lambaréné. La finalité d'une telle réflexion permettra de déterminer les fondements d'une médecine humaniste enracinée dans la tradition culturelle gabonaise ou africaine en général, la modernité grâce à une rencontre des rationalités et des imaginaires.

Dans cette perspective, Hans Jonas a le mérite d'avoir montré, à travers le *Principe responsabilité* que la vraie maîtrise de la nature consiste dans la préservation de celle-ci, c'est-à-dire, dans la capacité humaine à *prendre soin* de la nature comme d'un *autre*.

En fait, le soin n'est pas la chose qui caractérise seulement l'homme, il est ce que tous les êtres vivants ont en partage. Pour lutter contre la souffrance et préserver la vie de l'être, chaque espèce vivante prend soin de ses semblables en spécifiant sa maîtrise du *soin par des techniques propres à son espèce ou à sa civilisation.* Dès lors, le soin devient un objet philosophique sur lequel nos réflexions sur la prise en charge du patient trouvent leur fondement anthropologique.

En effet, partant d'une réflexion comparée entre deux médecines – la médecine occidentale avec sa rationalité analytique et fonctionnant sur les modalités d'un imaginaire marqué par la civilisation chrétienne d'une part, et d'autre part une médecine traditionnelle fortifiée par une phytothérapie, mais aussi par une pharmacopée qui repose sur un imaginaire caractérisé par la rationalité holistique ou bien organiciste, d'autre part –, la présente réflexion est justifiée philosophiquement par la complexité de la valeur que prend le soin dans la pratique de la médecine.

En fait, philosopher sur le soin en général et particulièrement dans l'intention de comprendre le raisonnement médical en vue de promouvoir une éthique médicale interculturelle, c'est reconnaître la profondeur des bouleversements intellectuels qui ont mis en cause les valeurs traditionnelles au XXe siècle. Il ne s'agit donc pas tout simplement de mettre côte à côte des pratiques de soins d'origines diverses, mais de considérer – au-delà des bouleversements scientifiques et techniques, mais aussi des avancées remarquables de la biologie, des techniques de l'information et de la communication –, l'importance des bouleversements socioculturels et idéologiques au cœur de la relation de soins.

C'est la considération de la fragilité qui construit la philosophie humaniste que développe Hans Jonas en nous proposant *L'éthique de la nature* comme une invite à *prendre soin* de l'environnement. Prendre soin de quelqu'un ou de quelque chose, c'est manifester une façon spécifique d'exister à travers sa relation au monde. Et si la notion d'être-au-monde est tant fondamentale chez les philosophes de l'existence et de l'être, c'est aussi parce que la manière d'être-au-monde dévoile l'univers de l'accomplissement de son pouvoir-être au monde. En prenant soin, ce sujet manifeste sa manière d'être-au-monde avec les autres.

En observant, on pourrait penser que l'élément qui solidifie les rapports entre les êtres, c'est la capacité à prendre soin de l'autre en tant qu'activité visant à reconnaître l'altérité. Pourtant, l'évolution des mentalités, notamment si l'on observe les pratiques de la médecine scientifique, laisse comprendre contradictoirement que la *rationalité analytique* travaille à dévaluer le soin. Les présents travaux ont pour enjeu de montrer que la lutte contre les excès d'un technicisme souvent jugé inhumain dans les pays développés passe par l'ouverture de nouvelles pistes de recherche qui ouvrent sur une éthique qui s'alimente des exigences de la rationalité et des nécessités de l'imaginaire. Loin de demeurer dans un comparatisme qui sépare radicalement la *rationalité technoscientifique ou analytique* de la *rationalité holistique ou organiciste,* il apparaît non contradictoire de penser le soin comme exigence d'une éthique multi ou interculturel et fondée sur la nature.

La thèse initiale pour notre éthique responsabilité de la nature, celle que nous entendons présenter à travers la notion du soin, est que *le soin est la chose du monde la mieux partagée ; tous les êtres, même les plus frustes, revendiquent ce caractère métaphysique fondateur de la sympathie et d'empathie.* Nous défendrons cette thèse en réexaminant nos travaux antérieurs, notamment en revisitant le concept de *finitude dans ses rapports avec la connaissance* afin de saisir les fondements d'une métaphysique de la relation au soin et en vue de dégager la sagesse de la pratique médicale dans la médecine occidentale et dans la médecine traditionnelle africaine.

Cette contribution qui déborde le champ de la philosophie de la médecine a pour ambition d'accompagner la réflexion éthique et épistémologique pour le développement et l'humanisation à travers les pratiques de soin : l'acte de soin se positionne – ce que nous allons démontrer – comme socle de toute construction d'un rapport humain.

Nous avons à montrer que l'éthique doit s'entendre comme l'expression de la manifestation d'un humanisme dont le fondement métaphysique est la finitude, socle de tout geste humaniste. Cette réflexion sur le concept de soins en général repose sur un double encrage à la fois métaphysique et anthropologique et a pour visée de s'inscrire dans la perspective du rapport Cordier intitulé « *éthique et professions de santé* » dans un contexte culturel non occidental.

Dis-moi comment tu prends soin de ton environnement et je te dirai quelle est ta philosophie de la vie et de l'existence. Car, la manière de prendre soin de soi et de son environnement détermine la manière dont un individu se situe dans le monde.

Connaissant la profondeur de la crise des valeurs qui bouleverse la société africaine, la mise en lumières des fondements épistémologiques des médecines, leur rapport aux cultures serait un moyen permettant l'élaboration d'une philosophie humaniste des soins. Il est certain que la clarification des principes qui amenèrent Albert Schweitzer à mettre au point son modèle de prise en charge de la maladie pourrait permettre de mieux préparer le monde médical à des mutations sociales majeures.

Conclusion

L'étude de la rationalité médicale dans le système de santé gabonais nous fonde à penser que le rapport entre science et société rendrait raison, au regard des représentations culturelles de la santé, au sein de la rationalité, de la demande de « supplément d'âme » en résonance dans le monde médical. Il nous est apparu que la médecine comme objet philosophique est d'abord une réalité culturelle, c'est-à-dire la manière dont un peuple donne une réponse à ses préoccupations. Sans faire offense à personne, nous dirons qu'étant entendu que chaque communauté se préoccupe du corps et qu'elle met en place des personnes spécialisées pour l'entretenir, la médecine n'est pas le fait de quelques individus.

Elle est, comme le souligne Jean-Jacques Wunenburger, avant tout « l'ensemble spécialisé des savoirs et savoir-faire nécessaires aux soins du corps humain, qui commence par le souci de bien se porter chaque jour et s'achève par les intentions les plus sophistiquées pour maintenir en vie un corps souffrant et menacé [54]». Cette approche nous ouvre vers un multiculturalisme qui pose la médecine comme un objet de dialogue interculturel et d'échange.

Car toute médecine est caractéristique de la vision du monde de la culture, de ses acteurs. Elle véhicule des valeurs épistémologiques et éthiques que sa culture d'origine offre pour l'enrichissement d'un patrimoine de l'humanité. En ce sens, parce que la médecine est toujours un pan culturel d'une société déterminée, on ne parlera pas d'une médecine universelle dont les pratiques feraient l'unanimité, vu

---

[54] WUNENBURGER (J.-J.) : *Imaginaires et rationalité des médecines alternatives,* Les Belles Lettres, Paris, 2006, p. 17

que chaque peuple a sa vision de l'homme et de la maladie. Cela ne voudrait pourtant pas dire que celui qui appartient à une culture différente que celle des praticiens ne puisse accéder au soin dans un système culturel différent du sien. Nous précisons seulement que l'analyse des questions d'éthique, la construction de l'épistémologie médicale multiculturaliste imposent une professionnalisation des pratiques soignantes en rapport avec les cultures que l'on rencontre dans une même communauté.

Ainsi, sur un point de vue épistémologique, il est désormais nécessaire de maximiser les performances de la médecine traditionnelle en vue de produire une nouvelle génération de tradithérapeutes qui auront à cœur d'appuyer certaines de leurs pratiques thérapeutiques par une méthode expérimentale qui a fait ses preuves en chimie, en biologie et dans la médecine scientifique.

Nous sommes, de la sorte, cohérents avec une philosophie qui nous évitera d'avoir un système de santé où les pratiques soignantes sont en guerre les unes contre les autres. Nous n'aurons donc pas « d'un côté une médecine scientifique se vantant d'incarner la rationalité, et de l'autre une médecine traditionnelle véhiculant les pires fictions ou illusions [55]», mais une médecine constituée des valeurs de l'une et de l'autre. C'est dans cette perspective que l'Afrique sortira de la fracture scientifique en tirant avantage de la richesse de son environnement naturel (forêts, savane, etc.).

Elle ira ainsi progressivement vers une dynamique opératoire permettant, entre autres, de former les utilisateurs des plantes sous la forme de cataplasme ou de décoction pour qu'ils puissent, par eux-mêmes, améliorer les médicaments qu'ils

---

[55] Ibidem.

produisent. Sachant, par exemple, que la forêt gabonaise présente une étonnante variété de la flore (comprise entre 6.000 et 10.000 espèces répertoriées) et que les guérisseurs ou nganga en connaissent diverses utilisations, il est donc nécessaire de les mettre en situation de valorisation réciproque avec les chercheurs en pharmacognosie, en écologie, en biologie végétale. L'Afrique n'a pas de choix. Sa phytothérapie et sa pharmacopée traditionnelles réclament un fondement scientifique, point nodal d'échange ou de collaboration entre scientifiques et traditionalistes.

Au total, notons que cette recherche sur la rationalité depuis notre thèse jusqu'à nos récents travaux, aboutit à un résultat qui est de quatre ordres, à savoir : des avancées dans le système national de recherche scientifique, institutionnelle, éducative ou pédagogique et organisationnelle :

La première consiste dans la réalisation du projet d'un centre de recherche, Centre Gabonais de Recherche en Éthique et Santé (CEGARES). Celui-ci existe pour répondre aux différents défis que l'évolution actuelle de notre monde lance à la réflexion en général et à la philosophie en particulier. Par les séminaires, les ateliers et les colloques qu'il organise, le système de recherche gabonais devient plus visible dans un contexte où l'université n'organise pas régulièrement des conférences publiques.

La deuxième est que, à partir de nos travaux, débats télévisés, colloques, le gouvernement de la République a fini par mettre en place, à la suite de notre deuxième colloque organisé en 2007, un Conseil National d'Éthique pour la Recherche au Gabon.

La troisième consiste dans l'introduction de l'éthique médicale et des sciences humaines et sociales dans le programme de formation des infirmiers à l'INFAS, des sages-femmes, des techniciens en biologie et des médecins, à l'Université des Sciences de la Santé. Notons aussi la demande de formation qui s'exprime actuellement en milieu professionnel : les pharmaciens s'organisent pour créer, à Libreville, un centre de perfectionnement et de formation pour les vendeurs en pharmacie. Dans leur programme, l'éthique et l'épistémologie occupent une place de choix.

S'agissant du quatrième point, nous nous accordons avec F. Dagognet pour affirmer que : « Toute la médecine réside selon nous dans cette volonté, écrit-il dans *Philosophie de l'image* : d'inventer les moyens qui permettent d'explorer, de repérer et de visualiser les profondeurs[56] ». Autrement dit, nous avons pris conscience que l'intervention en médecine implique désormais des techniques alternatives ou complémentaires les unes des autres. Dans ce cas, le contexte multiculturel requiert une prise en charge non seulement multidisciplinaire des affections dans le champ même de la médecine scientifique, mais aussi l'apport de la médecine traditionnelle pour soutenir l'action du médecin.

C'est dans cette perspective que nous avons mis à contribution nos talents de communicateur pour créer des liens entre les universités, les hôpitaux et laboratoires du Gabon avec d'autres universités, instituts et centres de recherches français, allemands et burkinabés pour que les chercheurs puissent échanger leurs expériences dans les sujets relevant de la santé et de l'éthique en Afrique.

Nous avons donc participé à la construction d'un réseau interétablissement, interuniversitaire,

---

[56] DAGOGNET (F.) : *Philosophie de l'image*, Vrin, Paris, 1984, p. 98.

international mettant en relation des chercheurs en santé qui travaillent en synergie. Et, ces membres sont : des médecins de différentes structures hospitalières de Libreville, des pharmaciens, des infirmiers, des sages-femmes, des anthropologues, des théologiens, des sociologues, des philosophes et des tradipraticiens qui se mobilisent autour de nos activités de recherche.

Ce réseau prend appui sur un autre réseau extérieur français partenaire : le Réseau Interdisciplinaire Santé, Éthique et Société (RISES), très actif sur le pôle universitaire lyonnais (France). Celui-ci est souvent associé aux programmes scientifiques nationaux (colloques, séminaires, ateliers) organisés par le CEGARES en partenariat avec le CENAREST.

Table des matières

Santé et Médecine

aux éditions L'Harmattan

Dernières parutions

MAL DE MÈRE ET MAUX D'ENFANTS

Robert Jacques - Préface d'Olivier Revol

S'appuyant sur quarante ans d'expériences cliniques, Jacques Robert, pédiatre, décortique ici les maladies les plus fréquentes du petit enfant. Son but est d'accompagner les mères pour une prise en charge de l'enfant, quand celui-ci n'est pas comme d'habitude : - Pourquoi mon bébé pleure-t-il ? - L'éruption dentaire est-elle responsable de pathologie ? Faut-il diversifier précocement l'alimentation ? Que faire avant de consulter le médecin si mon enfant tousse, a de la fièvre, mal au ventre... ?

(Coll. Éthique et pratique médicales, 17.00 euros, 172 p.)

ISBN : 978-2-343-04066-0, ISBN EBOOK : 978-2-336-35927-4

LOI ET ADDICTION

Quand l'addiction impose sa loi, quelle loi pour l'addiction ?

Christian Colbeaux (dir.)

La stigmatisation des substances psychotropes n'empêche pas l'industrie d'abreuver nos concitoyens de benzodiazépines, toutes aussi addictives. La loi républicaine serait-elle clivée ? Les lois édictées de par le monde font la fortune de mafias qui menacent la démocratie. Quelle législation pour l'addiction ? Le langage instaure l'être parlant comme sujet au désir, dont la satisfaction ne peut être qu'interdite. Donc manquée, assurant ainsi la pérennité de la quête de jouissance. L'addiction déroge-t-elle à la loi symbolique ?

(16.50 euros, 164 p.)

ISBN : 978-2-343-04295-4, ISBN EBOOK : 978-2-336-35783-6

RAPPORT LAROQUE

Commission d'étude des problèmes de la vieillesse du Haut comité consultatif de la population et de la famille

Laroque Pierre - Préambule Bernard Ennuyer, Daniel Reguer, Laurent Giroux – Préface Anne-Marie Guillemard - Postface Rolande Ruellan

Le rapport Laroque représente un tournant dans les orientations de la politique en direction des personnes âgées. Il nous a donc paru indispensable de rééditer ce rapport que les acteurs du secteur social et médico-social connaissent mais que peu ont lu. Nous avons, en outre, ajouté à cet ouvrage le rapport d'information, publié en juillet 1961 (aujourd'hui introuvable), « sur la prolongation du temps moyen de la vie face aux problèmes de l'emploi et de la retraite » par J.-R. Debray.

(Coll. Effiscience, 40.00 euros, 448 p.)

ISBN : 978-2-343-03058-6, ISBN EBOOK : 978-2-336-35865-9

DE NEZ À NEZ
Histoire du nez
Bouton Vincent
Cet ouvrage propose de découvrir le nez, à travers l'histoire, la mythologie, l'histoire de la médecine, des anecdotes et des figures célèbres comme Louis XIV ou Sigmund Freud. Vincent Bouton, chirurgien ORL signe ici son troisième pensum sur le nez et la rhinologie.
(Coll. Médecine à travers les siècles, 14.50 euros, 150 p., Illustré en noir et blanc)
ISBN : 978-2-343-04429-3, ISBN EBOOK : 978-2-336-35878-9

MÉDECINE (LA) AU CŒUR DE LA NOUVELLE ÉCONOMIE
Persoons Dominique
Revendiquant le rôle incontournable et central des médecins au sein de l'économie sanitaire, l'auteur regrette qu'ils soient exclus du management de l'Assurance-Maladie. Probablement, la médicalisation du monde va s'accélérer, sans doute au détriment d'autres icônes de la société de consommation, comme la grosse voiture ou la belle maison. Le XXIe siècle, siècle de la médecine génomique et personnalisée, va-t-il faire des progrès sans les médecins ? L'Économie de la Santé va bouleverser les idéologies en place.
(33.00 euros, 324 p.)
ISBN : 978-2-343-04111-7, ISBN EBOOK : 978-2-336-35686-0

MIGRATIONS EN BLANC
Médecins d'est en ouest
Sous la direction de Anna Krasteva et Despina Vasilcu.
Préface de Catherine Wihtol de Wenden
La Roumanie et la Bulgarie se sont inscrites dans le nouveau contexte d'élargissement de l'UE avec une intensification de la migration des professionnels de santé. L'ampleur prise par la migration des médecins roumains et bulgares est liée à l'effondrement économique et à la dégradation de la qualité de vie dans ces deux pays. Cette situation a des effets négatifs sur les systèmes de santé et sur l'accès aux soins pour la population.
(Coll. Local et Global, 24.00 euros, 242 p.)
ISBN : 978-2-343-03831-5, ISBN EBOOK : 978-2-336-35361-6

SANTÉ ET JUSTICE
Savoirs et pratiques
Sous la direction de Paul Mbanzoulou et Philippe Pottier
Ces contributions abordent la question, de plus en plus vive, du soin contraint. Elles traitent aussi des questions relatives à l'entrée, matérielle et symbolique, de la prison dans l'hôpital ; à la collaboration entre les personnels de santé et les personnels pénitentiaires ; aux conditions d'application de la suspension de peine pour raisons médicales ; au soin psychiatrique en détention ; au secret partagé et au partage opérationnel d'informations.
(Coll. Criminologie, série Champ pénitentiaire, 19.00 euros, 184 p.)
ISBN : 978-2-343-03828-5, ISBN EBOOK : 978-2-336-35486-6

SUPPLICE (LE) DE TANTALE
Apprivoiser la recto-colite hémorragique
Dumoulin Dana
A 14 ans, Dana Dumoulin développe une maladie inflammatoire chronique de l'intestin. Cet ouvrage retrace 30 ans de combat pour retrouver une vie normale. C'est sa passion du dessin qui l'aidera à transformer sa souffrance en création, mais surtout sa rencontre avec un médecin avant-gardiste. Dans ce récit intimiste, illustré de croquis, de dessins et de poèmes, elle propose de partager son vécu avec les malades et leurs familles et de leur apporter un message d'espoir.
(Coll. Mouvements des Savoirs, 25.00 euros, 244 p., Illustré en noir et blanc)
ISBN : 978-2-343-04226-8, ISBN EBOOK : 978-2-336-35532-0

ÉDUCATION ET SANTÉ
Des pratiques aux savoirs
Sous la direction de Séverine Parayre et Alexandre Klein
Préface de Georges Vigarello
À partir des contributions de chercheurs de différentes disciplines, cet ouvrage propose une réflexion inédite sur les enjeux sociaux et scientifiques soulevés, en France comme à l'étranger, par les nouvelles problématiques de santé en éducation et en formation mais également sur l'impact des enjeux éducatifs dans les questions de santé. Les racines historiques et philosophiques de l'union entre santé et éducation ne sont pas oubliées.
(Coll. Savoir et formation, 25.00 euros, 242 p.)
ISBN : 978-2-343-03957-2, ISBN EBOOK : 978-2-336-35348-7

PSYCHIATRIE (LA) FRANCOPHONE
Pour une psychiatrie humaniste
Delteil Pierre - avec la collaboration de Jean Garrabé
La psychiatrie francophone adhère aux principes spécifiques de la francophonie qui reconnaît la prééminence des valeurs humanistes sur la puissance de l'économie (caractéristique de la culture anglo-saxonne) et privilégie en matière de psychiatrie les idées d'équité, de générosité, de fraternité, associés à des recherches scientifiques de haut niveau.
(Coll. Psyché de par le monde, 27.00 euros, 288 p.)
ISBN : 978-2-343-03602-1, ISBN EBOOK : 978-2-336-35494-1

ESSAIS CLINIQUES DANS LES PAYS DU SUD : ENTRE IMPÉRIALISME ÉTHIQUE ET RELATIVISME MORAL ?
Béréterbide France
Nombre de « scandales éthiques » ont émaillé l'actualité de la recherche clinique dans les pays du Sud. L'objet de cet ouvrage est de soutenir que l'éthique de la recherche peut et doit être replacée dans son contexte mais que cette contextualisation ne passe pas par la conception de « standards éthiques » moins exigeants dans les pays du Sud, mais par un « acclimatement » à ceux-ci.
(Coll. Éthique et pratique médicales, 25.00 euros, 250 p.)
ISBN : 978-2-343-03578-9, ISBN EBOOK : 978-2-336-35508-5

SANTÉ ET DÉVELOPPEMENT EN AFRIQUE SUBSAHARIENNE
La maladie : approche historique, d'hier à aujourd'hui
Tchero Joachim
Préface de Jean-Claude Djereke
Cet ouvrage questionne l'action médicale occidentale en Afrique subsaharienne. S'il reconnaît que l'effort consenti par l'Occident n'est pas à nier, il remet en cause les résultats sur le terrain, faute de coordination systématique entre les divers déterminants de la santé. Pour l'auteur, la médication doit être considérée dans ses liaisons non seulement avec la science mais aussi avec le culturel (croyance, organisation et fonctionnement des relations sociales).
(Harmattan Côte d'Ivoire, Coll. Harmattan Côte-d'Ivoire, 24.00 euros, 248 p.)
ISBN : 978-2-343-03882-7, ISBN EBOOK : 978-2-336-35429-3

CIRCONCISION (LA) EN QUESTION
Sous la direction de Monique Lise Cohen
Le 1er octobre 2013, l'Assemblée parlementaire du Conseil de l'Europe adoptait la résolution 1952 et la recommandation 2023 classant la circoncision parmi les «violations médicalement non justifiées de l'intégrité physique des enfants». En mars 2014, elle renonça à s'engager dans cette voie d'interdiction de la circoncision. C'est devant l'inquiétude suscitée par la première recommandation que l'AJLT et la LICRA ont décidé d'organiser un colloque sur ces questions.
(Éditions Orizons, 14.00 euros, 134 p.)
ISBN : 978-2-336-29873-3, ISBN EBOOK : 978-2-336-35613-6

CHIRURGIE. L'ENVERS DU DÉCOR
(nouvelle édition)
De la Caffinière Jean-Yves
Confrontés à des tâches administratives toujours plus exigeantes, sous la menace d'une judiciarisation galopante, les chirurgiens français s'interrogent sur leur avenir de praticiens. Ce livre fait état d'une expérience toute personnelle, qui s'attache à donner au lecteur non averti les réalités qui se cachent derrière l'image trop souvent réductrice du personnage chirurgien.
(15.50 euros, 154 p.)
ISBN : 978-2-343-04093-6, ISBN EBOOK : 978-2-336-35513-9

ODONTOLOGIE MÉDICO-LÉGALE ET SERIAL KILLERS
La dent qui en savait trop
Riaud Xavier, Brousseau Philippe
Les auteurs de ce livre, tous deux dentistes, nous livrent ici le résultat de leur enquête. Ils mettent en évidence les tueurs en série qui ont pu être arrêtés après avoir laissé des traces de morsure sur le corps de leurs victimes, une fois identifiés leur ADN salivaire ou bien leurs dents. Au cours de véritables récits relatant l'histoire et les investigations policières qui ont conduit à l'arrestation de ces meurtriers, cette étude remonte aux premiers tueurs connus.
(Coll. Médecine à travers les siècles, 32.50 euros, 318 p., Illustré en noir et blanc)
ISBN : 978-2-343-04207-7, ISBN EBOOK : 978-2-336-35647-1

L'HARMATTAN ITALIA
Via Degli Artisti 15; 10124 Torino

L'HARMATTAN HONGRIE
Könyvesbolt ; Kossuth L. u. 14-16
1053 Budapest

L'HARMATTAN KINSHASA
185, avenue Nyangwe
Commune de Lingwala
Kinshasa, R.D. Congo
(00243) 998697603 ou (00243) 999229662

L'HARMATTAN CONGO
67, av. E. P. Lumumba
Bât. – Congo Pharmacie (Bib. Nat.)
BP2874 Brazzaville
harmattan.congo@yahoo.fr

L'HARMATTAN GUINÉE
Almamya Rue KA 028, en face
du restaurant Le Cèdre
OKB agency BP 3470 Conakry
(00224) 657 20 85 08 / 664 28 91 96
harmattanguinee@yahoo.fr

L'HARMATTAN MALI
Rue 73, Porte 536, Niamakoro,
Cité Unicef, Bamako
Tél. 00 (223) 20205724 / +(223) 76378082
poudiougopaul@yahoo.fr
pp.harmattan@gmail.com

L'HARMATTAN CAMEROUN
BP 11486
Face à la SNI, immeuble Don Bosco
Yaoundé
(00237) 99 76 61 66
harmattancam@yahoo.fr

L'HARMATTAN CÔTE D'IVOIRE
Résidence Karl / cité des arts
Abidjan-Cocody 03 BP 1588 Abidjan 03
(00225) 05 77 87 31
etien_nda@yahoo.fr

L'HARMATTAN BURKINA
Penou Achille Some
Ouagadougou
(+226) 70 26 88 27

L'HARMATTAN SÉNÉGAL
10 VDN en face Mermoz, après le pont de Fann
BP 45034 Dakar Fann
33 825 98 58 / 33 860 9858
senharmattan@gmail.com / senlibraire@gmail.com
www.harmattansenegal.com

L'HARMATTAN BÉNIN
ISOR-BENIN
01 BP 359 COTONOU-RP
Quartier Gbèdjromèdé,
Rue Agbélenco, Lot 1247 I
Tél : 00 229 21 32 53 79
christian_dablaka123@yahoo.fr

Achevé d'imprimer par Corlet Numérique - 14110 Condé-sur-Noireau
N° d'Imprimeur : 114270 - Dépôt légal : décembre 2014 - *Imprimé en France*

www.ingramcontent.com/pod-product-compliance
Lightning Source LLC
LaVergne TN
LVHW010941061026
849535LV00007B/2520
* 9 7 8 2 3 4 3 0 5 2 5 2 6 *